AUTOCUIDADO

A Dinâmica da Saúde Integral

Fernanda Cabral Schveitzer
Mariana Cabral Schveitzer

AUTOCUIDADO

A Dinâmica da Saúde Integral

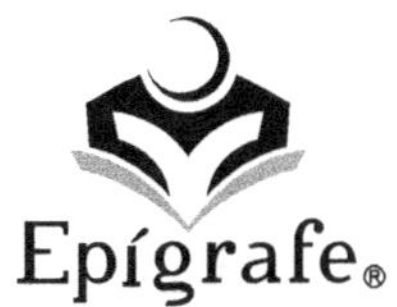

Epígrafe®

Foz do Iguaçu – Paraná – Brasil
2021

Produção Editorial: Ernani Brito.

Ilustrações (capa e miolo): Jéssica Zanovelo Fogaça.

Revisão: Gisélle Razera, Cesar Cordioli, Gisele Salles.

Dados Internacionais de Catalogação na Publicação (CIP)

S397a	Schveitzer, Fernanda Cabral
	Autocuidado : a dinâmica da saúde integral. / Fernanda Cabral Schveitzer e Mariana Cabral Schveitzer ; [prefácio Maria Júlia Paes da Silva]. -- Foz do Iguaçu : Epígrafe, 2021.
	280 p.
	Inclui bibliografia. ISBN 978-65-87816-23-4
	1. Saúde consciencial. 2. Conscienciologia. I. Silva, Maria Júlia Paes da. II. Título.
	CDU 133

Tatiana Lopes CRB 9/1524

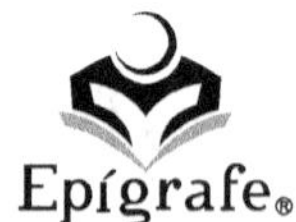

EPÍGRAFE EDITORIAL E GRÁFICA LTDA.
Rua da Cosmoética, 1635 – Cognópolis
CEP: 85856-852 – Foz do Iguaçu-PR
Telefone: (45) 98419-0824
Loja virtual: www.shopcons.com.br
www.epigrafe.com.br

Agradecimentos

Aos nossos pais, Fátima e Tarcísio, nossa gratidão pelas lições práticas de cuidado e pela aventura de crescer com vocês. Descobrimos o mundo juntos e aprendemos muito na convivência com a Família Cabral-Schveitzer. *Amamos muito vocês.*

Nessa jornada nos tornamos plurais: Fernanda e Cesar, Mariana e Victor Hugo. Agradecemos pelo apoio e amor que guiam a nossa caminhada conjunta. Obrigada também pela família que cresceu junto com vocês – sogro(as), cunhado(as), primo(as) e sobrinho(as) – e multiplicou o carinho.

À Laura, nossa caçula, nossa gratidão por nos mostrar a importância do amor e do perdão.

Agradecemos também ao professor Waldo Vieira (*in memoriam*), pelos ensinamentos conscienciológicos, aos amparadores pelas oportunidades de interassistência e às equipes da AIEC, ECTOLAB, IIPC, Intercons, Interparadigmas e UNICIN pelas oportunidades de crescimento a partir do voluntariado.

Aos dedicados profissionais da editora Epígrafe Gisele Salles, Rosemary Salles e Ernani Brito e aos revisores Gisélle Razera e Cesar Cordioli, nossa gratidão pelos esforços na revisão e publicação desta obra.

À professora Maria Júlia, obrigada! Seu olhar carinhoso e palavras de incentivo rechearam o prefácio e nossos corações.

Nossa gratidão aos cuidadores, terapeutas e profissionais da saúde que, através do exemplo, nos assistiram e ensinaram diferentes formas de cuidar.

Mariana gostaria de agradecer também às queridas orientadoras da pós-graduação: Prof. Vânia Backes, Prof. Elma Zoboli e Prof. Marta Melleiro. Ao Prof. Marcelo Fabian Oliva que me guiou nos caminhos da Medicina Tradicional Chinesa no Brasil, China e Cuba. Às profissionais de saúde que abriram as portas para minha atuação com PICS, especialmente Maria Tereza Andreola e Desireé Souza. Aos colegas do Grupo de Pesquisas CUIDAR e do Departamento de Medicina Preventiva da Escola Paulista de Medicina da Unifesp, pelo acolhimento e pela experiência de projetos conjuntos.

Fernanda gostaria de expressar sua gratidão aos colegas e mestres ao longo da jornada em saúde, em especial ao prof. Mário Stendel, por me apresentar o caminho da pesquisa. À equipe de saúde da Itaipu, de ontem e de hoje, pela dedicação e por me demonstrar que a prática do cuidado possui muitos estilos e maneiras. *A vivência é a maior escola.*

Por fim, agradecemos especialmente aos nossos pacientes, pois, em busca de melhor atendê-los, desenvolvemos os conhecimentos que apresentamos nesta obra.

Gratidão: generosidade reversa.
Waldo Vieira (1932–2015)[1:509].

Sumário

PARTE II

Desenvolvimento das Práticas de Cuidado

Prefácio

" Qual era o nome do cachorro? "

Já imaginou uma anamnese começando com essa pergunta? Aliás, o que ela tem a ver com anamnese? Se você, caro leitor, começou a sorrir ao ler essa frase, talvez tenha compreendido e partilhe da opinião das autoras que o cuidar é muito mais do que se têm praticado em muitas instituições, por muitos profissionais, por muitas pessoas! Ao longo do livro você encontra o contexto dessa pergunta: *"qual era o nome do cachorro?"*

Este livro que você tem nas mãos traz uma reflexão sobre a melhor forma de cuidar da saúde: a sua, a minha, a nossa. Para isso expõe os mitos da ciência atual, questionando sua neutralidade, independência e apontando dicas para que possamos identificar as oportunidades para expandir nosso autoconhecimento, nossa autoconsciência e autocientificidade. Isso não é pouco, mas a Fernanda e a Mariana têm a habilidade de apresentar as ideias de uma maneira clara, didática, com poesia, filosofia, sugestão de filmes, livros e.... muitas perguntas.

Sabemos que o cérebro gosta de perguntas, por isso a leitura do livro flui. Elas recordam Michel Foucault no capítulo 5: *"Existem momentos na vida onde a questão de saber se se pode pensar diferentemente do que se pensa, e perceber diferentemente do que se vê, é indispensável para continuar a olhar ou a refletir".*

Confesso que o convite para escrever este Prefácio, além de muito me honrar, me surpreendeu; mas, sendo enfermeira, passei boa parte da vida refletindo, aprendendo, experimentando os significados do cuidar, que modelos e práticas adotar diante de tantas opções, para servir de instrumento nos processos terapêuticos e para qualificar minha própria vida, nas suas múltiplas dimensões e papéis. Colocar atenção, intenção, consciência no físico, no emocional, no mental, no energético, no espiritual. Integrar o que pode ser integrado; seja sua origem o ocidente ou o oriente. Combinar sistemas antigos de cura com a medicina ocidental moderna.

Tem um aspecto central do livro que faz, nós leitores, nos sentirmos muito valorizados: a importância das próprias experiências! A autopesquisa para que se conquiste a autocura. As autoras trabalham com o referencial da saúde consciencial! Sabemos que a consciência é um desafio científico atual e a pesquisa conscienciológica instiga os leitores/pesquisadores a desenvolverem o pensamento crítico sobre o subjetivo e indissociável, ao propor uma forma de fazer ciência por si e sobre si, para o benefício de todos e do próprio Universo. Quer questão mais instigante que essa?

Ao refletir sobre nossas experiências como usuários dos serviços de saúde, entendemos a importância da permanente atenção aos modelos e práticas que impactam a sua qualidade, que ampliam o olhar para o ser humano que.... é muito mais do que sua doença! Rotular alguém a uma doença é reduzi-lo, é negar todo o seu (nosso) potencial de criatividade e vida.

Neste nosso momento de viver, "experiencialmente", uma pandemia, lendo este livro, lembrei-me de um educador atual que gosto muito: Edgar Morin. Segundo ele, *"ao sacrificar o essencial pelo que é urgente, acaba-se por esquecer a urgência do essencial"*. O essencial exige disciplina, compromisso, envolvimento, vontade. A leitura deste livro pode nos ajudar a recordar o essencial, pois a vida continua.

Obrigada Fernanda! Obrigada Mariana! Por ampliar nosso olhar, por nos estimular na análise do quanto nos apropriamos do autocuidado e, portanto, da própria vida. Cuidem-se sempre com amor; ele é o caminho.

Em tempo: o nome da minha cachorra era Fofa. Viveu, fisicamente, 17 anos na nossa família. Hoje mora no meu coração, num lugar chamado Gratidão.

"...o real não está na saída nem na chegada:
ele se dispõe para a gente é no meio da travessia."

(Grande Sertão: Veredas. J. Guimarães Rosa)

Boa leitura, caros leitores!
Divirtam-se com as perguntas e com a vida.

Maria Júlia Paes da Silva

Prof^a. Titular aposentada da EEUSP;
Meditadora Vipassana; praticante de *Tai Chi Chuan;* autora do livro:
O amor é o caminho: maneiras de cuidar, Ed. Loyola, entre outros.

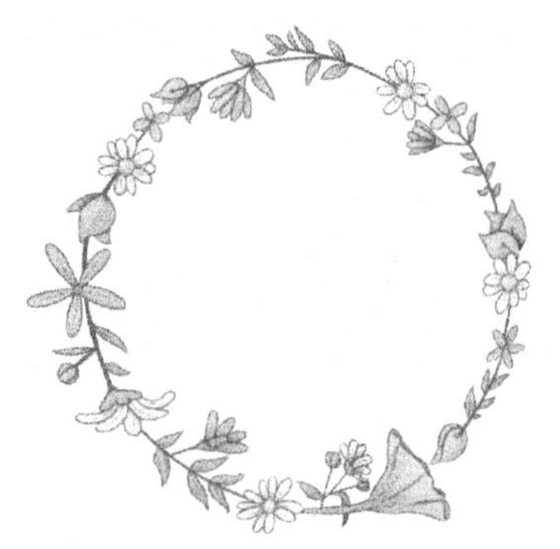

Introdução

O cuidado em saúde é uma prática tão antiga quanto a humanidade. Já existia muito antes de os dicionários definirem seu significado, de a ciência conceber seus paradigmas, de as universidades ensinarem seu ofício, de os serviços padronizarem protocolos clínicos, ou de os laboratórios pesquisarem diagnósticos e curas. A evolução do cuidado acompanhou a história, transformando-se juntamente com as sociedades.

Os diferentes paradigmas e visões de mundo interferem nas práticas e pesquisas em saúde realizadas para categorizar, identificar e tratar as mais diversas doenças. Muito mais do que discussões teóricas, as distintas visões sobre saúde integram as bases do que os profissionais são capacitados a oferecer e do que os pacientes aprendem a expectar. Contudo, o encontro destes saberes não garante o atendimento das necessidades da pessoa cuidada em seu contexto integral, nem a satisfação dos profissionais envolvidos na assistência.

Resgatar o significado do Cuidar é o propósito deste livro, com o intuito de ajudar na compreensão do que se deve considerar para alcançar o autocuidado e a saúde integral, seja para nós mesmos, para as pessoas que nos cercam, ou aos que assistimos profissionalmente. É um trabalho dedicado aos pacientes, familiares, profissionais, terapeutas, cuidadores, e a toda pessoa interessada em expandir o entendimento e aprimorar a prática da saúde e do cuidado.

Este livro é um convite a se refletir sobre as seguintes questões, entre outras distribuídas ao longo da obra:

1. *Qual a melhor forma de cuidar da saúde?*

2. *Quais modelos e práticas de cuidado adotar, entre tantos disponíveis?*

3. *Quais desafios e oportunidades a minha condição de saúde me traz?*

4. *Como desenvolver a pesquisa de mim mesmo e estruturar uma estratégia para otimizar o meu autocuidado e das pessoas que assisto?*

5. *Como obter mais autoconhecimento e autoconsciência, através da autopesquisa? E como apoiar as demais pessoas nessa construção?*

Para alcançar estes objetivos, resgatamos o desenvolvimento do conhecimento em saúde e das práticas de cuidado, apresentamos as práticas integrativas e complementares (a medicina tradicional chinesa, o yoga, a meditação, entre outras), as práticas humanizadoras (o acolhimento, a escuta, a clínica ampliada, entre outras), a saúde consciencial e a autopesquisa, de modo a diversificar e qualificar a assistência.

A proposta não é definir qual é o melhor caminho, mas, de fato, modificar a lógica da construção do cuidado, com a valorização das tecnologias de diferentes racionalidades e compreensões de saúde, para aprender a cuidar de si mesmo e dos outros, com integralidade. Nesse processo, é importante resgatar os objetivos da assistência, o papel exercido pelos pacientes e pelos profissionais, e ampliar as ferramentas utilizadas, para melhorar o cuidado e estimular a autonomia, o autoconhecimento e a autoconsciência.

Cabe alertar, entretanto, que esta obra não se propõe a substituir os serviços e o acompanhamento com profissionais de saúde, terapeutas ou cuidadores, mas sim complementar a assistência e ampliar a compreensão sobre o autocuidado.

Para ampliar sua experiência de leitura, sugerimos adotar cinco posturas:

1. Atente-se aos questionamentos iniciais e finais de cada capítulo, buscando respondê-los à medida que os conceitos são apresentados. As reflexões são partes integrantes do processo.

2. Oriente a leitura a partir das palavras ou expressões síntese de cada parágrafo, destacadas em negrito para ajudar a fixar a atenção e facilitar a compreensão.

3. Aprofunde seu conhecimento sobre os temas através das referências indicadas de vídeos, livros e artigos, que podem ampliar suas percepções.

4. Considere os casos apresentados, eles são reais, mas as identidades estão preservadas por nomes fictícios.

5. Consulte o glossário em caso de dúvidas sobre os neologismos.

Esta obra é organizada em duas partes: a primeira é dedicada ao desenvolvimento do conhecimento sobre saúde, com cinco capítulos; e a segunda, ao desenvolvimento das práticas de cuidado, com quatro capítulos.

A primeira parte apresenta um resgate histórico das concepções de saúde e cuidado, dos principais paradigmas, da saúde integrativa e da saúde consciencial, além do desenvolvimento da ciência e das pesquisas em saúde e sobre consciência, de modo a provocar uma postura crítica diante das descobertas científicas.

No primeiro capítulo, abordamos o desenvolvimento das concepções de saúde e os movimentos que estabeleceram os modelos predominantes em saúde no Ocidente. No segundo, diferenciamos as práticas tradicionais, complementares e alternativas, destacando a contínua expansão desses movimentos em busca de novas formas de saúde e cuidado. No terceiro, caracterizamos a saúde a partir do paradigma consciencial, introduzindo a neociência conscienciologia, que estuda a consciência em uma perspectiva integral, e elencamos os princípios da saúde consciencial.

O capítulo quatro demonstra como o conhecimento em saúde é produzido, em diferentes paradigmas, e como as pesquisas desenvolvidas modificam o cuidado e a assistência prestados. Explicita o desafio da ciência em inovar a si mesma, devido à maneira como é constituída, e reforça a importância de incluir a subjetividade nas pesquisas em saúde. Elucida o potencial renovador dos desenhos de pesquisas qualitativos e mistos, e das pesquisas em práticas alternativas e complementares, ao possibilitar a integração do subjetivo no cuidado.

O capítulo cinco apresenta as conexões indissociáveis entre saúde e consciência, expressados através dos traços, temperamento e essência pessoais. Enfatiza os impactos dessas relações na oferta de saúde e na construção do cuidado, e a complexidade de se pesquisar a consciência, nas ciências em geral e sob a ótica da conscienciologia.

A segunda parte aborda o cuidado ofertado pelos profissionais e serviços de saúde e esperado pelos pacientes e pela sociedade. Convida o leitor a reconhecer e refletir sobre as suas ações e práticas de saúde e cuidado apoiado no método FEMA, desenvolvido a partir da experiência destas autoras, e promove a autopesquisa.

O capítulo seis discorre sobre como os modelos para controlar e eliminar as doenças tornaram-se limitados, especialmente quando distanciam o paciente do seu processo de cuidado. Em contrapartida, propõe a assistência integral à saúde com a utilização de tecnologias leves, como o acolhimento, a escuta, a empatia e a colaboração interprofissional, além dos meios e ações para promover a saúde consciencial.

No capítulo sete, apresentamos o desafio das práticas de saúde em incorporarem a autonomia e a integralidade. Destacamos o protagonismo dos pacientes no projeto terapêutico, de modo a resgatar a motivação para o autocuidado, utilizando a clínica ampliada, o antiprotocolo, o projeto terapêutico singular e o cuidado multidimensional. E exemplificamos a complexidade de incorporar esses valores através da casuística da dor.

No capítulo oito, elucidamos os fatores que influenciam o desenvolvimento do autoconvívio maduro e os elementos que compõem a tríade de autocuidado. Unindo os conhecimentos sobre saúde com a nossa experiência pessoal e profissional, criamos o Método FEMA enquanto uma ferramenta para facilitar a promoção do autocuidado na busca por uma saúde integral. O método FEMA, ou ciclo dinâmico e contínuo do autocuidado, está organizado em quatro etapas: *encontrar-acolher-movimentar-recomeçar*. Cada etapa é detalhada neste capítulo e, para o seu desenvolvimento, oferecemos ferramentas que favoreçam sua aplicação pela própria pessoa ou com o suporte profissional, e demonstramos um caso real de emprego do método.

O último capítulo convida o leitor a refletir e pesquisar a si mesmo. Propõe a autopesquisa enquanto ferramenta para ampliar o autoconhecimento e a autoconsciência, de modo a qualificar o autocuidado, e vivenciar o cotidiano com mais lucidez e cientificidade aplicada.

O livro demonstra o próprio processo de crescimento e autocuidado vivenciado pelas autoras, desde a concepção de novas ideias relacionadas a novos paradigmas até sua aplicação prática consigo e com os outros. Nessa dinâmica, a autoexperimentação e a autopesquisa propiciaram as reciclagens pessoais e o alcance de novas formas de viver, constituindo o processo cíclico ascendente da autoevolução.

Buscamos desenvolver uma aproximação interparadigmática entre saúde ocidental, integrativa e consciencial nesta obra, contudo, sem a pretensão de exaurir o assunto. O propósito é resgatar a reflexão quanto ao papel dos profissionais e de cada pessoa na promoção da saúde, do cuidado e da autopesquisa, a partir de diferentes paradigmas, em constante interação. As autoras aguardam as contribuições ponderadas dos demais pesquisadores no exercício contínuo da saúde integral. Boa leitura!

*"A publicação de um trabalho traz sempre
o prêmio da heterocrítica gratuita, inavaliável."*
Waldo Vieira (1932–2015)[1:422]

PARTE I

Desenvolvimento do Conhecimento sobre Saúde

Capítulo 1
Concepções de Saúde e Cuidado

"Tudo em nós está em nosso conceito do mundo;
modificar o nosso conceito do mundo é modificar
o mundo para nós, isto é, é modificar o mundo, pois ele
nunca será, para nós, senão o que é para nós."
Fernando Pessoa (1888–1935)

Quando você pensa em **saúde**, o que primeiro vem à mente? E quando pensa em **cuidado**? A proposta deste capítulo é ampliar a *compreensão desses conceitos* a partir de um *breve resgate histórico*.

Nossa linguagem é modulada pelos conceitos e concepções que absorvemos do mundo, e que utilizamos para nos comunicar, interagir e construir conhecimentos. Resgatar o **significado** da saúde e do cuidado que adotamos hoje demanda refletir sobre o modo como cada pessoa elabora tais conceitos, até que passem a compor suas concepções pessoais.

Para começar, o que é um **conceito**? Conceito é um termo, concreto ou abstrato, utilizado para descrever fenômenos, experiências ou realidades, por meio de palavras. A produção de um conceito se apoia nas concepções filosóficas, teóricas e políticas predominantes em um determinado momento, não sendo possível, portanto, abordar um conceito sem refletir sobre a sua história[2].

Já uma **concepção** é aquilo que concebemos na nossa mente a partir de conceitos, ideias e opiniões[3]. É o modo de ver ou sentir algo. As concepções de saúde refletem a conjuntura social, econômica, política e cultural de diferentes pessoas e, por isso, são dependentes da época, do lugar, da classe social, de valores individuais e de correntes científicas, religiosas e filosóficas[4]. Com isso, podemos compreender que há uma grande variedade de concepções de saúde e cuidado, que interferem tanto na maneira como o cuidado é praticado quanto nas políticas públicas de saúde. Tal variedade justifica o fato de alguns conceitos serem válidos por determinados períodos e depois serem criticados e até substituídos.

O **cuidado** é uma das práticas mais antigas na história. Durante milhares de anos, os cuidados não dependiam de um sistema de saúde, menos ainda pertenciam a uma profissão. Diziam respeito a qualquer pessoa que ajudava outra a continuar a vida em relação ao grupo, orientando-se a partir de duas situações: assegurar a vida e fazer recuar a morte[5].

Todavia, as práticas de cuidado foram com o tempo se modificando a partir de **mudanças** em múltiplos contextos. No âmbito social, por exemplo, se buscou definir quem deve ter o papel de cuidador: se homens, mulheres, jovens, idosos, de que classe social e com que formações e profissões. No econômico, quantificar quanto custa: como valorar o tempo, a dedicação e a estrutura dedicados. No contexto cultural, definir como é reconhecido: quais valores financeiro e social lhe são atribuídos. No tecnológico, qual é a melhor forma de realizá-lo: com que métodos, técnicas e equipamentos. E assim o cuidado foi se dividindo em diferentes tarefas e profissões.

O olhar para a pessoa que recebe o cuidado também sofreu alterações profundas. Se antes enfocava a integralidade do indivíduo, este foi aos poucos isolado, parcelado, fissurado e separado das dimensões sociais e coletivas que o compõe, especialmente no Ocidente. Cuidar, com o tempo, tornou-se tratar a **doença**[5]. Nesse processo, os cuidados gerais para manutenção da vida, tais como alimentar-se, dormir, exercitar-se e se relacionar, desenvolvidos a partir da sabedoria popular, foram, em muitas culturas, pouco a pouco, substituídos por saberes cientificamente comprovados.

A transformação histórica sofrida pelo ato de cuidar pode ser percebida, por exemplo, nos diferentes **momentos** da formação da profissão médica no Ocidente, organizados pelo professor Nelson Filice de Barros[6]:

1. **Medicina empírica:** as noções de cuidado e prevenção são adquiridas a partir de observações rotineiras, com resolução individual dos problemas de saúde.

2. **Medicina mágico-religiosa:** há o reconhecimento do indivíduo cuidador e do papel do curador, que explica o processo de adoecimento e promove a cura.

3. **Medicina hipocrática:** o cuidado médico incorpora a matriz teórica da medicina hipocrática, abarcando a semiologia, o prognóstico e a terapêutica.

4. **Medicina na Idade Média:** o doente é reconhecido enquanto pessoa em processo de purificação, realizado através da dor, do sofrimento e do adoecimento.

5. **Medicina na Modernidade:** estabelece a divisão entre o conhecimento científico e o senso comum; a saúde é decomposta em especialidades, sistemas e órgãos, com o uso crescente de instrumentos de medição.

Pacientes e profissionais de saúde podem adotar diferentes concepções de saúde e cuidado influenciados por esses momentos. Um paciente que percebe sua doença como um castigo se aproxima da visão predominante na Idade Média e ainda presente na atualidade. Um profissional, ao atender esse paciente, pode aproveitar para ampliar a compreensão sobre aquele paciente e a maneira com a qual ele se relaciona com a sua saúde, ou pode escolher desconsiderar essa informação. Ao abordar a concepção de saúde do paciente, pode ainda desqualificá-la, incorporá-la na proposta terapêutica *tal como é*, ou ainda interagir para que o paciente a revisite e ganhe novos significados. Dessa forma, os profissionais atuam como **multiplicadores** dos conhecimentos e modelos de saúde, tanto para os pacientes quanto para os seus colegas de trabalho, a partir da prática cotidiana.

Tais concepções e modelos integram um conjunto ainda maior de pressupostos, teorias, métodos e procedimentos consagrados que caracterizam uma ciência. Denominado de **paradigma**, este conceito expressa a matriz ou o modelo que estrutura e rege um campo científico específico, em um determinado local e momento da história. Na prática, os paradigmas definem as *lentes* que utilizamos para observar a realidade ao nosso redor, conduzir as pesquisas, valorar o conhecimento e avalizar o que é *reconhecido como científico*.

As Ciências da Saúde se desenvolveram na Modernidade com características fundamentais, como a unicausalidade, o mecanicismo e a objetividade, que impulsionaram o que veio a se tornar o paradigma da **medicina moderna**[a], também conhecido por modelo biomédico.

---

a   O termo medicina moderna adotado nesta obra se refere à medicina ocidental moderna, também chamada de medicina alopática ou biomedicina. Alguns autores também a nominam de medicina ocidental contemporânea. A expressão adjetivada com o termo biomédico(a) utilizada nesta obra (a exemplo de modelo biomédico, saber biomédico ou prática biomédica) também se refere a esta concepção, não indicando a área de formação da Biomedicina.

O descobrimento de vários micro-organismos causadores de doenças e o desenvolvimento da Bacteriologia e dos antibióticos contribuíram para consolidar a noção de **unicausalidade** das doenças na prática médica predominante[6].

Ao interpretar as doenças e as curas como ocorrências mecânicas, resultantes de uma interação físico-química, a medicina absorve o **mecanicismo** proveniente da Física e da Biologia. Essa redução exclui as interferências da subjetividade do doente, sua história e contexto de vida, da compreensão do que é a saúde. Para o cientista social Marcos Queiroz[7], foi assim que a medicina emergiu como uma ciência moderna. O ato terapêutico passa a ser explicado pela intervenção química ou física em diferentes partes e estruturas do organismo, com o objetivo de eliminar a doença. A concentração do olhar científico, em partes cada vez menores do corpo biológico, acabou por levar à perda da abordagem do paciente como ser humano integrado.

Ocorrem assim a **cisão** entre a objetividade da doença e a subjetividade do doente e também a cisão entre teoria e prática médicas, pois, enquanto a primeira se torna precisa e objetiva, a segunda permanece incerta e falível[8]. Tal reducionismo da medicina moderna resultou em limitações ao modelo biomédico[6], em que se destacam três aspectos quanto a sua aplicação prática:

1. Capacidade baixa de **compartilhar** seus conhecimentos com a população e atuar em conjunto com outras formas de cuidado.

2. Relações desiguais e com caráter de **dominação** do médico em relação ao paciente, justificadas pela autonomia e competência técnica do profissional.

3. Participação **passiva** e subordinada do paciente, com a exclusão do seu conhecimento, de suas representações, usos e costumes populares em relação ao processo saúde-doença.

A valorização da objetividade das ciências biomédicas, em contraposição à subjetividade do ser, levou a uma **crise** na medicina moderna, não apenas em relação ao conhecimento em si, mas em relação às dimensões ética, política, pedagógica e social inerentes ao contexto de se fazer saúde[8,9].

Concomitante a esse processo, o **cuidar** também se modifica com as mudanças sociais e o afloramento das ciências. A história e a evolução do cuidado podem ser organizadas em três momentos distintos no Ocidente, propostos pela historiadora e enfermeira francesa Marie-Françoise Collière[5]:

1. Práticas das mulheres que prestam **cuidados**, desde os tempos mais antigos da história da humanidade até a Idade Média.

2. Práticas de cuidados da mulher reconhecida como sendo **cuidadora**, desde prostitutas até freiras, no período entre a Idade Média até o fim do século XIX.

3. Mulher **enfermeira**, enquanto profissão com papel moral e técnico definidos, do princípio do século XX ao fim dos anos 60.

A prática de cuidado se **diferenciou** entre mulheres e homens ao longo da história da humanidade[5]. As mulheres predominaram nas práticas de cuidados para assegurar a manutenção da vida, relacionadas ao parto e à pessoa adoecida. Os homens reparavam o corpo ferido, o que, muitas vezes, exigia força física para dominar as pessoas em estado de agitação, de delírio ou de loucura.

Essa distinção explica de que maneira as mulheres se tornaram enfermeiras e os homens, médicos, cirurgiões e enfermeiros de prisões, leprosários e manicômios. A divisão do trabalho entre os **gêneros** não decorreu tanto dos avanços científicos, mas sim da própria estruturação da sociedade, que associa mais algumas formas de cuidado e tipos de conhecimento a um gênero, em detrimento do outro[5].

Durante a Idade Média, a mulher cuidadora precisou rever sua forma de relação com o **corpo**. Antes desse período, cultivava uma relação de naturalidade e pertencimento, em que o corpo era forma de expressão. A partir da ascensão do cristianismo e do movimento de caça às bruxas, a mulher teve de se afastar cada vez mais do corpo e se aproximar da alma, por meio da religião e da caridade[5].

Com a criação das primeiras escolas de enfermagem, no final do século XIX, as práticas de cuidados se alimentaram de conhecimentos científicos, mas se recusaram a negar o valor do corpo, tanto do doente quanto do cuidador. A fundadora da enfermagem moderna, **Florence** Nightingale, afirmava que, para cuidar dos outros, o enfermeiro tinha que ser capaz de, primeiramente, cuidar de si[5,10] para depois poder abordar o doente, de maneira integral e abrangente.

Os conceitos de saúde e cuidado foram desenvolvidos a partir desse momento pelas teorias de **enfermagem**, considerando o contexto bio-psico-social-espiritual, a integralidade, as relações interpessoais, o autocuidado e o atendimento de necessidades de saúde[11-13].

Entretanto, o **olhar social** da enfermagem sobre o cuidado também sofreu com o predomínio do modelo biomédico, levando o foco do cuidar a centrar-se no físico e biológico, reduzindo a individualidade do doente e seu entorno social e comunitário.

Felizmente, a **visão sistêmica** da saúde também prosperou e influenciou o desenvolvimento da medicina social e da saúde pública. Desde 1700, o italiano Bernardino Ramazzini já associava as condições de trabalho com as doenças e, em 1779, o alemão Johan Peter Frank já discorria sobre a necessidade de o Estado cuidar da saúde dos indivíduos[14,15]. Tal visão foi exacerbada pelas doenças decorrentes da industrialização e da expansão do crescimento urbano, em diferentes momentos da saúde pública[16], caracterizados a seguir:

1. **Saneamento empírico** (1840–1890): prezava pela limpeza do ar, da água, e dos aglomerados urbanos.

2. **Era bacteriológica** (até a primeira década do século XX): embasada na aplicação científica da Bacteriologia e no controle de doenças infectocontagiosas.

3. **Educação sanitária** (a partir da segunda década do século XX): inicia com a implantação de centros de saúde, que se propõem a cuidar da comunidade para, a partir do coletivo, alcançar o indivíduo.

O funcionamento **"normal"** do corpo, equiparando-o ao bom funcionamento de uma máquina, e reconhecido como sinônimo de saúde, foi ampliado pela Organização Mundial da Saúde (OMS), ao definir que "a saúde é um estado de completo bem-estar físico, mental e social e não apenas a ausência de doença ou enfermidade"[17]. Entretanto, esse mesmo conceito é questionado por ser abstrato e idealizado[2], afinal, convivemos com múltiplas expressões de enfermidade e adoecimento, que geram diferentes percepções de desconforto e de sofrimento.

Alguns males caracterizados como doenças são incorporados ao nosso cotidiano, e nem sempre desqualificam nossa **percepção** de saúde. Se você possui miopia, astigmatismo ou hipermetropia, por exemplo, provavelmente já se adaptou e incorporou o uso de óculos ou lentes a sua rotina, sem que isso comprometa o seu bem-estar.

Ao mesmo tempo, as mudanças naturais ao longo da vida, sejam de crescimento, envelhecimento, ciclos menstruais, mudanças fisiológicas da gravidez e menopausa, dificultam a manutenção de um estado de bem-estar completo. Os desafios, os estresses e as frustrações cotidianos também interferem nesse referencial utópico de **completude**. A adoção de uma condição idealizada e inatingível é incompatível com a prática e, por si só, pode gerar adoecimento, ao aproximar a ideia de saúde da perfeição e distanciá-la da singularidade com que se expressa em nossas vidas.

A própria OMS, 40 anos depois, amplia a visão de saúde ao propor a definição de **promoção da saúde** na Carta de Ottawa[18]:

> "Promoção da saúde é o nome dado ao processo de capacitação da comunidade para atuar na melhoria de sua qualidade de vida e saúde, incluindo uma maior participação no controle deste processo. Para atingir um estado de completo bem-estar físico, mental e social os indivíduos e grupos devem saber identificar aspirações, satisfazer necessidades e modificar favoravelmente o meio ambiente. A saúde deve ser vista como um recurso para a vida, e não como objetivo de viver. Nesse sentido, a saúde é um conceito positivo, que enfatiza os recursos sociais e pessoais, bem como as capacidades físicas. Assim, a promoção da saúde não é responsabilidade exclusiva do setor saúde, e vai para além de um estilo de vida saudável, na direção de um bem-estar global".

A promoção da saúde busca, assim, integrar conhecimentos técnicos e populares, a partir de uma **concepção ampliada** do processo saúde-doença e seus determinantes, relacionados às esferas sociais e históricas de vida e de trabalho, tais como saneamento, moradia, educação, lazer, hábitos de vida, condições econômicas, culturais e ambientais. Nessa concepção, convida profissionais e pacientes a trabalharem juntos no enfrentamento de diversos problemas e necessidades de saúde[19].

Outro efeito da ampliação do conceito de saúde é expandir as escolhas do indivíduo, ao incentivar a **autonomia**, que convida para a reflexão e tomada de decisões, para que ele possa exercer maior independência sobre sua saúde[20].

A partir da segunda metade do século XIX, começam movimentos que propõem mudanças no modelo biomédico. O movimento da **saúde coletiva**, ao considerar como os diversos fatores determinantes de saúde se influenciam reciprocamente, abriu uma nova possibilidade de entendimento da complexidade biopsicossocial do ser humano[21].

Conjuntamente, o **movimento sanitarista** latino-americano e, particularmente no Brasil, a corrente da reforma sanitária propuseram que a saúde e a doença dependem das condições socioeconômicas, como renda, emprego, trabalho; e também da cultura e valores, como a concepção sobre sexualidade, gênero, entre outros[22].

Ao compreender o paciente em sua **singularidade**, a saúde coletiva busca assisti-lo de maneira individualizada, integralmente e com respeito, reconhecendo seu lugar social e econômico, como parte da comunidade e da rede social que dá suporte à sua vida[23].

Novas **abordagens** foram propostas para melhor responder às necessidades de saúde-doença, como a clínica ampliada, a humanização do atendimento, a integralidade de ações e a maior aceitação das medicinas alternativas[8]. Os profissionais que mantêm contato com essas abordagens demonstram concepções ampliadas, que incluem a busca pela qualidade de vida, em uma perspectiva bio-psico-socio-espiritual[24].

Humanização em Saúde

No Brasil, a concepção que guia as políticas públicas no Sistema Único de Saúde (SUS) apresenta a saúde como um estado de equilíbrio entre as dimensões física, psicológica, social e cultural[25]. A Política Nacional de Humanização (PNH) — **HumanizaSUS** — é norteada pelos valores de autonomia, protagonismo das pessoas, corresponsabilidade entre elas, estabelecimento de vínculos solidários, a construção de redes de cooperação e a participação coletiva no processo de gestão. Apoia-se em nove "tecnologias" ou "modos de fazer", descritas a seguir em ordem alfabética[26]:

1. **Acolhimento.** A recepção do paciente, desde sua chegada, ocorre responsabilizando-se integralmente por ele, ouvindo sua queixa, permitindo que expresse suas preocupações, angústias, e, ao mesmo tempo, colocando os limites necessários, garantindo atenção resolutiva e a articulação, quando necessário, com os outros serviços de saúde para a continuidade da assistência.

2. **Autonomia.** No seu sentido etimológico, significa "produção de suas próprias leis" ou "faculdade de se reger por suas próprias leis". Pensar as pessoas enquanto autônomas é considerá-las protagonistas e corresponsáveis pelo processo de produção de saúde.

3. **Clínica ampliada.** Abordagem clínica que tem como objetivos produzir saúde e aumentar a autonomia da pessoa, da família e da comunidade por meio da ampliação de recursos. Utiliza como meios de trabalho a integração da equipe multiprofissional, a responsabilização, a construção de vínculo e a elaboração de um Projeto Terapêutico Singular.

4. **Humanização.** Compreendida a partir de uma abordagem ético-estético-política, a ética implica a atitude de pacientes, gestores e trabalhadores de saúde comprometidos e corresponsáveis; a estética propõe um processo criativo e sensível para a produção da saúde e a política se refere à organização social e institucional das práticas de atenção e gestão na rede do SUS.

5. **Igualdade.** O acesso às ações e aos serviços, para promoção, proteção e recuperação da saúde, é garantido mediante políticas sociais e econômicas que visem à redução do risco de doenças e de outros agravos.

6. **Integralidade.** Direito de acesso a todas as esferas de atenção em saúde, a partir da constituição de uma rede de serviços atuando com ações integradas, capaz de viabilizar uma atenção integral. A proposta da abordagem integral considera as pessoas em suas inseparáveis dimensões biopsicossociais, superando a fragmentação do olhar e de intervenções.

7. **Protagonismo.** A ação, a interlocução e a atitude das pessoas ocupam lugar central na produção de sua própria saúde.

8. **Universalidade.** Define o dever do Estado em prestar cobertura, acesso ao SUS e atendimento universal, de modo equitativo e integral.

9. **Vínculo.** A aproximação entre paciente e trabalhador de saúde promove um encontro entre dois seres humanos, com suas intenções, interpretações, necessidades, razões e sentimentos, mas em situação de desequilíbrio, habilidades e expectativas diferentes, em que um, o paciente, busca assistência, em estado físico e emocional fragilizado, junto ao outro, um profissional supostamente capacitado para atender e cuidar da causa de sua fragilidade. Deste modo cria-se um vínculo, isto é, uma ligação afetiva e moral entre ambos, numa convivência de ajuda e respeito mútuos.

Nessa proposta, profissionais e pacientes são responsáveis pela **construção** conjunta do cuidado ao trocar, além de sinais e sintomas, também fatos, emoções e sentimentos, em um processo dinâmico e progressivo, em que "cuidar é ir ao encontro de outra pessoa para acompanhá-la na promoção de sua saúde, a partir de criação, cultivo e manutenção de laços de confiança e vínculo"[27:201].

Os esforços para ampliação dos conceitos de saúde e cuidado, contudo, demandam transformações sociais e coletivas para alcançar as pessoas, tanto os profissionais quanto os pacientes, os centros de formação e os serviços de saúde, e gerar concepções compatíveis com esta visão. Seria uma **utopia**? Talvez, mas precisamos mirar o horizonte se pretendemos nos aproximar dele.

As diferentes concepções de saúde e cuidado demandam **mudanças** no processo de trabalho, que expressa a prática e a dinâmica de trabalho exercida pelos profissionais de saúde, como o tempo dos atendimentos, a forma de interação dos profissionais com os pacientes e também a relação entre a equipe de trabalho[28].

Demandam ainda novas **abordagens** para acompanhar essas mudanças, de modo a modificar os modelos de trabalho adotados, integrar outras tecnologias e "modos de fazer", incorporar as práticas integrativas e complementares, dialogar com outros paradigmas e ampliar a produção do conhecimento em saúde.

Cada concepção de saúde expressa diferentes **visões** de mundo, que impactam profundamente as práticas de cuidado oferecidas. Por isso, compreender a complexidade das concepções de saúde é essencial para a melhoria do cuidado e da saúde em uma variedade de contextos[29].

De fato, indivíduos e sociedades consideram ter mais ou menos saúde, dependendo do momento, do referencial e dos valores que atribuem a uma situação. Assim, é possível dizer que as compreensões de saúde e cuidado mesclam aspectos da subjetividade e de **determinação histórico-social**. A saúde não pode ser vista como algo alheio às pessoas, pois tudo o que se diz sobre saúde é dito por alguém e para alguém[30], ao mesmo tempo em que não está apartado das interpretações culturais, já que as pessoas integram coletivos sociais.

Essa breve **síntese** sobre a evolução das concepções de saúde e cuidado, desde a Antiguidade, passando pela medicina social, preventiva, saúde pública e coletiva, resgata momentos relevantes na geração de conhecimento e das práticas de saúde. Com isso, pretende subsidiar a leitura dos próximos capítulos, sem a pretensão de esgotar este tema, em constante transformação.

Qual **concepção de saúde** você *expressa* no cotidiano? Enquanto profissional de saúde, qual concepção de saúde é percebida na sua forma de trabalho? Como as concepções de saúde *influenciam* o seu **autocuidado**?

Capítulo 2
Saúde Integrativa

> "A medicina se fundamenta na natureza, a natureza
> é a medicina, e somente naquela devem os homens buscá-
> la. A natureza é o mestre do médico, já que ela é mais
> antiga do que ele e ela existe dentro e fora do homem."
>
> Paracelso (1493–1541)

Você já ouviu falar em *saúde integrativa*? Quando pensa em **práticas integrativas e complementares**, o que vem a sua mente? O objetivo deste capítulo é apresentar diferentes práticas de saúde e cuidado a partir de diferentes **racionalidades**.

Na segunda metade do século XX, houve forte pressão de **movimentos sociais**, em busca do desenvolvimento sustentado e da qualidade de vida, que resgatasse a capacidade natural do indivíduo para promover a própria saúde, com a valorização das práticas tradicionais, alternativas e complementares[6].

A demanda crescente por **práticas alternativas** foi concomitante ao aumento das dificuldades da medicina ocidental para focar-se na pessoa e no cuidado partilhado entre profissional de saúde e paciente[9]. Nas Práticas Integrativas e Complementares em Saúde (PICS), o objeto do cuidado não é a doença, mas o indivíduo em estado de desequilíbrio, a ser orientado e auxiliado para o restabelecimento ou a ampliação da sua saúde[31].

As práticas alternativas estão centradas na **experiência** de vida da pessoa, com ênfase no doente, e não na doença. Possuem caráter integrativo, não intervencionista, holístico, sistêmico e interdisciplinar. De modo geral, criticam o reducionismo biológico, o mecanicismo e o predomínio da doença sobre o doente que caracterizam a medicina moderna[7].

Nessa perspectiva, a socióloga Madel Luz desenvolveu o conceito de **racionalidades médicas**, entendidas como sistemas médicos complexos compostos de seis dimensões estruturais, que coexistem e interagem na cultura contemporânea[32]. Realizou estudos comparados de quatro racionalidades: medicina ocidental contemporânea ou biomedicina; homeopatia; medicina tradicional chinesa e medicina ayurvédica. As seis dimensões estruturais são[33]:

1. **Cosmologia:** apresenta a base fundamental e explica a relação dos indivíduos, das famílias, da sociedade e do universo.

2. **Doutrina médica:** conceitua saúde, doença, tratamento e cura.

3. **Morfologia:** apresenta a anatomia, considerando órgãos, vísceras, constituição dos tecidos, força vital, meridianos de energia.

4. **Fisiologia ou dinâmica vital:** apresenta o funcionamento dos sistemas, do adoecimento, dos medicamentos e da dimensão energética.

5. **Diagnóstico:** apresenta o sistema diagnóstico, a partir da identificação dos desequilíbrios, dos sintomas, do exame físico e dos exames complementares.

6. **Terapêutica:** apresenta os tratamentos e cuidados, relacionados à higiene, à alimentação, aos medicamentos, às massagens, entre outros.

A contribuição das racionalidades médicas consiste em criar parâmetros que permitam ver outros sistemas médicos como portadores de **racionalidade científica** e diferenciar o que são sistemas médicos e o que são práticas terapêuticas, também chamadas de práticas de saúde. E, consequentemente, contribuir para a legitimação institucional desses sistemas médicos nas políticas de saúde, ao reconhecê-los como portadores de coerência teórica e consistência terapêutica que embasam sua aplicação[33].

Desde 1978, a **OMS** propõe a utilização de práticas terapêuticas alternativas, não institucionalizadas pelo sistema de saúde, enquanto medidas importantes para aprimorar a saúde da comunidade[7]. Com este objetivo, promove a segurança, qualidade e eficiência dessas práticas e incentiva a formulação e implementação de políticas públicas e regulamentações nacionais. Fomenta assim o planejamento para a integração da Medicina Tradicional e Complementar/Alternativa na saúde já oferecida, considerando os produtos e as práticas ofertados e o reconhecimento dos seus praticantes[34–36].

A **medicina tradicional** demarca o conjunto de conhecimentos e práticas, baseados em teorias, crenças e experiências próprias de diferentes culturas, explicáveis ou não, usadas para manter a saúde e prevenir, diagnosticar e tratar doenças. Já os conceitos de **medicina complementar ou alternativa** definem um amplo conjunto de práticas de saúde que não formam parte da tradição nem da medicina convencional de um país, nem estão totalmente integradas no sistema de saúde predominante. Em alguns países, os conceitos de medicina complementar ou alternativa podem se referir também à medicina tradicional[37].

O **Atlas** da Organização Mundial da Saúde sobre a utilização de Medicina Tradicional e Complementar/Alternativa[38] identificou que 88% dos seus países-membros reconhecem e utilizam dessas práticas e, dentre elas, as nove mais utilizadas são:

1. Acupuntura.
2. Medicina Ayurvédica.
3. Quiropraxia.
4. Fitoterapia.
5. Homeopatia.
6. Naturopatia.
7. Osteopatia.
8. Medicina Tradicional Chinesa.
9. Medicina Unani.

Outra **pesquisa**[39] identificou a utilização dessas práticas na população geral e entre profissionais de saúde em dez países, sem contemplar o Brasil. Os resultados indicaram que as mais utilizadas, em ordem decrescente e excluindo-se a prática da oração, foram a quiropraxia, a fitoterapia, a massagem e a homeopatia. As práticas encontradas foram agrupadas considerando cinco categorias:

1. **Sistemas médicos:** acupuntura, ayurveda, homeopatia, naturopatia, medicina tradicional chinesa.

2. **Terapias biológicas:** aromaterapia, quelação, terapias dietéticas, medicina *folk*, iridologia, terapia com megavitamina, terapia neural, fitoterapia.

3. **Medicina energética:** *healing*, terapia de luz, magnetoterapia, terapia de *millimiter wave*, reiki, terapia de *sound energy*.

4. **Terapias manuais:** acupressão, *Alexander technique*, *Bowen technique*, quiropraxia, método Feldrenkrais, massagem, osteopatia, reflexologia, *Rolfing*, *trager bodywork*, tuiná.

5. **Terapias mente-corpo:** medicina antroposófica, *autogenic training*, *biofeedback*, biorresonância, terapia cognitivo-comportamental, exercícios de respiração profunda, suporte de grupo, hipnose, *imagery*, meditação, oração, relaxamento, qi gong, tai chi, yoga, shiatsu, cura espiritual.

Essa pesquisa também identificou as **doenças** mais frequentemente associadas à utilização de medicinas complementares e alternativas, que incluíam dor ou doença nas costas, depressão, insônia, cefaleia grave ou enxaqueca e doenças estomacais ou intestinais[39].

Práticas Integrativas e Complementares

No **Brasil**, a inclusão dessas práticas é orientada pela Política Nacional de Práticas Integrativas e Complementares (PNPIC), a partir da visão do cuidado continuado, humanizado e integral em saúde[25]. A PNPIC contempla as medicinas alternativas e complementares e a valorização das práticas tradicionais e sabedoria popular. A proposta é ofertar diferentes práticas com o propósito de resgatar a responsabilidade do indivíduo por sua saúde, questionando a rendição da saúde à indústria farmacêutica e hospitalar[7].

A **PNPIC**, publicada em 2006, inicialmente contemplou cinco práticas para o cuidado em saúde, apresentadas a seguir[25]:

1. **Medicina Tradicional Chinesa — Acupuntura.** Sistema médico integral, originado há milhares de anos na China. Utiliza linguagem que retrata simbolicamente as leis da natureza e que valoriza a inter-relação harmônica entre as partes visando à integridade.

Como fundamento, aponta a teoria do *Yin-yang* e a dos cinco movimentos: madeira, fogo, terra, metal e água. Utiliza para diagnóstico a anamnese, a palpação do pulso, a observação da face e da língua. Aplica várias modalidades de tratamento: acupuntura, auriculoterapia, plantas medicinais, dietoterapia, práticas corporais e mentais.

2. **Homeopatia.** Sistema médico complexo de caráter holístico, baseado no princípio vitalista e na lei dos semelhantes enunciada por Hipócrates no século IV a.C. Foi desenvolvida por Samuel Hahnemann no século XVIII. A lei dos semelhantes (*Similia similibus curantur*) afirma que uma substância capaz de causar determinados efeitos nocivos em um organismo pode, também, curar efeitos semelhantes a estes num organismo doente. Utiliza medicamentos homeopáticos.

3. **Plantas Medicinais e Fitoterapia.** Terapêutica caracterizada pelo uso de plantas medicinais em suas diferentes formas farmacêuticas, sem a utilização de substâncias ativas isoladas, ainda que de origem vegetal. O uso de plantas medicinais como forma de tratamento tem origens muito antigas, relacionadas aos primórdios da sociedade.

4. **Termalismo — Crenoterapia.** O uso das águas minerais para tratamento de saúde vem da época do Império Grego, tendo sido descrito por Heródoto em 450 a.C. O termalismo compreende as diferentes maneiras de utilização da água mineral nos tratamentos de saúde ou na sua preservação. A crenoterapia é a indicação e o uso de águas minerais com finalidade terapêutica, de maneira complementar a outros tratamentos de saúde.

5. **Medicina Antroposófica.** Abordagem médico-terapêutica complementar, de base vitalista, cujo modelo de atenção organiza-se de maneira transdisciplinar, com atuação de médicos e outros

profissionais da área da saúde. Usa medicamentos específicos da medicina antroposófica, além de homeopáticos e fitoterápicos.

A PNPIC reconhece que essas práticas têm em comum o **estímulo** aos mecanismos naturais de prevenção de agravos e doenças e à promoção da saúde por meio de tecnologias eficazes, seguras, com ênfase na escuta acolhedora, no desenvolvimento do vínculo terapêutico e na integração do ser humano com o meio ambiente e a sociedade[25].

A diminuição de **custos** através da oferta de PICS é também um motivador para sua incorporação nos sistemas de saúde, mas não deve ser compreendida como objetivo, e sim como resultado. O custo da intervenção homeopática e da medicina tradicional chinesa é baixíssimo quando comparado ao das intervenções da medicina ocidental, principalmente por garantir um processo terapêutico amplo, emancipador das pessoas e com menor risco de iatrogenias, resultantes de efeitos adversos ou complicações do tratamento[40].

A **oferta** das PICS cresce a cada ano no SUS, tendo atingido 54% dos municípios brasileiros e 100% das capitais em 2018[41]. Ao mesmo tempo, a oferta tem crescido no setor privado. Entretanto, ainda há muitos desafios para implementação da política, na rede do SUS, sendo este um processo em construção.

Em 2017, o Ministério da Saúde ampliou o **acesso** a mais quatorze práticas ao inclui-las na PNPIC[42]:

1. **Arteterapia.** Usa a arte como base do processo terapêutico, através da pintura, do desenho, dos sons, da música, da modelagem, da colagem, da mímica, da tecelagem, da expressão corporal, da escultura, dentre outras. Pode ser realizada de forma individual ou em grupo. Baseia-se no princípio de que o processo criativo é terapêutico e fomentador da qualidade de vida. Busca promover a res-

significação dos conflitos, a reorganização das próprias percepções e ampliar a percepção do indivíduo sobre si e do mundo.

2. **Ayurveda.** Desenvolvido na Índia durante o período de 2000–1000 a.C., Ayurveda significa a Ciência ou Conhecimento da Vida. Agrega princípios relativos à saúde do corpo físico considerando os campos energético, mental e espiritual, e a teoria dos três *doshas* (humores biológicos). Cada *dosha* está relacionado a uma essência sutil: *Vata*, à energia vital; *Pitta*, ao fogo essencial; e *Kapha*, associado à energia mental. A investigação diagnóstica leva em consideração o local e os tecidos corporais afetados, os *doshas*, a resistência e a vitalidade, a rotina diária, os hábitos alimentares, a condição digestiva, os detalhes pessoais e sociais, a situação econômica e ambiental da pessoa. São utilizadas técnicas de relaxamento, massagens, plantas medicinais, minerais, *asanas* (posturas corporais), *pranayamas* (técnicas respiratórias), *mudras* (posições e exercícios) e o cuidado dietético.

3. **Biodança.** É uma prática de abordagem sistêmica inspirada nas origens mais primitivas da dança, que busca restabelecer as conexões do indivíduo consigo, com o outro e com o meio ambiente. Sua metodologia consiste em induzir vivências coletivas integradoras, num ambiente enriquecido com estímulos selecionados como músicas, cantos, exercícios e dinâmicas capazes de gerar experiências que estimulam a plasticidade neuronal e a criação de novas redes sinápticas. Nesse sentido, configura-se como um sistema de aceleração dos processos integrativos existenciais: psicológico, neurológico, endocrinológico e imunológico, estudados pela psiconeuroendocrinoimunologia (PNEI), produzindo efeitos na saúde ao ativar a totalidade do organismo e gerar processos adaptativos e integrativos, através da otimização da homeostase do organismo.

4. **Dança circular.** Danças Circulares Sagradas ou Dança dos Povos, ou simplesmente Dança Circular é uma prática de dança em roda, tradicional e contemporânea, originária de diferentes culturas, que favorece a aprendizagem e a interconexão harmoniosa entre os participantes. Por meio do ritmo, da melodia e dos movimentos delicados e profundos, os integrantes da roda são estimulados a respeitar, aceitar e honrar as diversidades. No círculo, trabalham-se o equilíbrio entre o indivíduo e o coletivo, o sentimento de pertinência e do prazer pela participação plena dos processos internos de transformação, promovendo o bem-estar, a harmonia entre corpo-mente-espírito, a elevação da autoestima, a consciência corporal, entre outros benefícios.

5. **Meditação.** É uma prática de harmonização dos estados mentais e da consciência, presente em inúmeras culturas e tradições. A prática torna a pessoa atenta, experimentando o que a mente está fazendo no momento presente, desenvolvendo o autoconhecimento e a consciência, com o intuito de observar os pensamentos e reduzir o seu fluxo. Constitui um instrumento de fortalecimento físico, emocional, mental, social e cognitivo. A prática traz benefícios para o sistema cognitivo, promove a concentração, auxilia na percepção sobre as sensações físicas e emocionais ampliando a autodisciplina no cuidado à saúde. Estimula o bem-estar, o relaxamento, a redução do estresse, da hiperatividade e dos sintomas depressivos.

6. **Musicoterapia.** É a utilização da música e de seus elementos (som, ritmo, melodia e harmonia), em grupo ou de forma individualizada, num processo para facilitar e promover comunicação, relação, aprendizagem, mobilização, expressão, organização e outros objetivos terapêuticos relevantes, no sentido de alcançar necessidades físicas, emocionais, mentais, sociais e cognitivas. Objetiva desenvolver potenciais e restabelecer funções do indivíduo para que possa

alcançar uma melhor integração intra e interpessoal e, consequentemente, uma melhor qualidade de vida. Favorece o desenvolvimento criativo, emocional e afetivo e, fisicamente, ativa o tato e a audição, a respiração, a circulação e os reflexos.

7. **Naturopatia.** É entendida como abordagem de cuidado que, por meio de métodos e recursos naturais, apoia e estimula a capacidade intrínseca do corpo para se curar. Tem sua origem fundamentada nos saberes de cuidado em saúde de diversas culturas, particularmente aquelas que consideram o vitalismo, que consiste na existência de um princípio vital presente em cada indivíduo, que influencia seu equilíbrio orgânico, emocional e mental, em sua cosmovisão. Utiliza diversos recursos terapêuticos, como plantas medicinais, águas minerais e termais, aromaterapia, trofologia, massagens, recursos expressivos, terapias corpo-mente e mudanças de hábitos.

8. **Osteopatia.** É um método diagnóstico e terapêutico que atua no indivíduo, de forma integral, a partir da manipulação das articulações e dos tecidos. Esta prática parte do princípio de que as disfunções de mobilidade articular e teciduais em geral contribuem no aparecimento das enfermidades. A abordagem osteopática envolve o profundo conhecimento anatômico, fisiológico e biomecânico global, relacionando todos os sistemas para formular hipóteses de diagnóstico e aplicar os tratamentos de forma eficaz. Desta forma, a osteopatia diferencia-se de outros métodos de manipulação, pois busca trabalhar de forma integral, proporcionando condições para que o próprio organismo busque o equilíbrio e a homeostase.

9. **Quiropraxia.** Abordagem de cuidado que utiliza elementos diagnósticos e terapêuticos manipulativos, visando ao tratamento e à prevenção das desordens do sistema neuro-músculo-esquelético e dos efeitos destas na saúde em geral. O quiroprata utilizada

as mãos para aplicar uma força controlada na articulação, pressionando além da amplitude de movimento habitual. O ajuste articular promovido objetiva influenciar as funções articulares e neurofisiológicas a fim de corrigir o complexo de subluxação, descrito como uma disfunção motora segmentar, composta pela interação de alterações patológicas em tecidos nervosos, musculares, ligamentosos, vasculares e conectivos.

10. **Reflexoterapia.** Prática que utiliza estímulos em áreas reflexas com finalidade terapêutica. Parte do princípio de que o corpo se encontra atravessado por meridianos que o dividem em diferentes regiões. Cada uma destas regiões tem o seu reflexo, principalmente nos pés ou nas mãos. São massageados pontos-chave que permitem a reativação da homeostase e do equilíbrio das regiões do corpo nas quais há algum tipo de bloqueio ou inconveniente. As áreas do corpo são projetadas nos pés, nas mãos, nas orelhas e também em outras regiões corporais, passando a ser conhecidas como microssistemas ou áreas reflexas.

11. **Reiki.** Prática de imposição de mãos que usa a aproximação ou o toque sobre o corpo da pessoa com a finalidade de estimular os mecanismos naturais de recuperação da saúde. Baseado na concepção vitalista de saúde, considera a existência de uma energia universal canalizada que atua sobre o equilíbrio da energia vital com o propósito de harmonizar as condições gerais do corpo e da mente. A terapêutica objetiva fortalecer os locais onde se encontram bloqueios (nós energéticos), eliminando as toxinas e equilibrando o pleno funcionamento celular, de forma a restabelecer o fluxo de energia vital. A prática promove a harmonização entre as dimensões físicas, mentais e espirituais. Estimula a energização dos órgãos e centros energéticos. A prática do Reiki leva em conta dimensões da consciência, do corpo e das emoções, ativa glândulas, órgãos, sistema

nervoso, cardíaco e imunológico, auxilia no tratamento do estresse, da depressão, da ansiedade, e promove o equilíbrio da energia vital.

12. **Shantala.** É uma prática de massagem para bebês e crianças, composta por uma série de movimentos pelo corpo, que permite o despertar e a ampliação do vínculo entre cuidador e bebê. Dessa forma, promove e fortalece o vínculo afetivo, a cooperação, a confiança, a criatividade, a segurança, o equilíbrio físico e emocional e promove a saúde integral. Permite ao bebê e à criança a estimulação das articulações e da musculatura, auxiliando significativamente no desenvolvimento motor, facilitando movimentos como rolar, sentar, engatinhar e andar.

13. **Terapia Comunitária Integrativa (TCI).** É uma prática de intervenção nos grupos sociais que objetiva a criação e o fortalecimento de redes sociais solidárias. Aproveita os recursos da própria comunidade e baseia-se no princípio de que a comunidade e os indivíduos possuem problemas, mas também desenvolvem recursos, competências e estratégias para criar soluções para as dificuldades. É um espaço de acolhimento do sofrimento psíquico que favorece a troca de experiências entre as pessoas. A TCI é desenvolvida em formato de roda, visando trabalhar a horizontalidade e a circularidade. Cada participante da sessão é corresponsável pelo processo terapêutico, produzindo efeitos individuais e coletivos. A partilha de experiências objetiva a valorização das histórias pessoais, favorecendo assim o resgate da identidade, a restauração da autoestima e da autoconfiança, a ampliação da percepção e da possibilidade de resolução dos problemas.

14. **Yoga.** É uma prática que combina posturas físicas, técnicas de respiração, meditação e relaxamento. Fortalece o sistema musculoesquelético, estimula o sistema endócrino, expande a capacidade respiratória e exercita o sistema cognitivo. Utiliza *asanas* (posturas

corporais), *pranayamas* (técnicas respiratórias) e *mudras* (posições e exercícios). Também, preconiza o autocuidado, uma alimentação saudável e a prática de uma ética que promova a não violência. Sua prática melhora a qualidade de vida, reduz o estresse, diminui a frequência cardíaca e a pressão arterial, alivia a ansiedade, a depressão e a insônia, melhora a aptidão física, a força e a flexibilidade geral.

Em março de 2018, o Ministério da Saúde promoveu o I Congresso Internacional de Práticas Integrativas e Saúde Pública (**Intercongrepics**), que valorizou as PICS no âmbito nacional e internacional. Durante o evento, foram incluídas dez novas práticas na PNPIC, a saber[43,44]:

1. **Apiterapia.** Prática terapêutica que consiste em usar produtos derivados de abelhas, tais como apitoxinas, mel, pólen, geleia real, própolis, para promoção da saúde e fins terapêuticos.

2. **Aromaterapia.** Prática terapêutica que utiliza as propriedades dos óleos essenciais para recuperar o equilíbrio e a harmonia do organismo visando à promoção da saúde física e mental.

3. **Bioenergética.** Prática que adota a psicoterapia corporal e os exercícios terapêuticos em grupos para liberar as tensões do corpo e facilitar a expressão de sentimentos.

4. **Constelação familiar.** Método psicoterapêutico que busca, por meio do conhecimento das forças que atuam no inconsciente familiar e das leis do relacionamento humano, encontrar a ordem, o pertencimento e o equilíbrio, criando condições para que a pessoa reoriente o seu movimento em direção à cura e ao crescimento. É uma terapia desenvolvida nos anos 80 pelo psicoterapeuta alemão Bert Hellinger, que pode ser feita em grupo, durante *workshops*, ou em atendimentos individuais.

5. **Cromoterapia.** Prática terapêutica que utiliza as cores do espectro solar — vermelho, laranja, amarelo, verde, azul, anil e violeta — para restaurar o equilíbrio físico e energético do corpo.

6. **Geoterapia.** Prática terapêutica natural que consiste na utilização de argila, barro e lamas medicinais, com o objetivo de amenizar e cuidar de desequilíbrios físicos e emocionais por meio dos diferentes tipos de energia e propriedades químicas desses elementos. A geoterapia reequilibra os centros energéticos e meridianos do corpo, facilita o contato com o Eu Interior e trabalha terapeuticamente as zonas reflexológicas.

7. **Hipnoterapia.** Conjunto de técnicas que, por meio de intenso relaxamento, concentração e/ou foco, induz a pessoa a alcançar um estado de consciência aumentado que permita alterar uma ampla gama de condições ou comportamentos indesejados, como medos, fobias, insônia, depressão, angústia, estresse e dores crônicas.

8. **Imposição de mãos.** Prática terapêutica secular que implica um esforço meditativo para a transferência de energia vital (*Qi*, *prana*) por meio das mãos com o intuito de restabelecer o equilíbrio do campo energético humano, auxiliando no processo saúde-doença.

9. **Ozonioterapia.** Utiliza a mistura dos gases oxigênio e ozônio, por diversas vias de administração, com finalidade terapêutica para a melhoria de diversas doenças.

10. **Terapia de Florais.** Prática terapêutica que utiliza essências derivadas de flores para modificar certos estados vibratórios, auxiliando a equilibrar e harmonizar o indivíduo. A terapia de florais de Bach, criada pelo inglês Dr. Edward Bach (1886–1936), é o sistema pioneiro desta prática, que se diferenciou em outros sistemas de florais, a exemplo dos australianos, californianos, de Minas, de Saint Germain, do cerrado, Joel Aleixo, Mystica, do Alaska e do Hawai.

Além das 29 PICS, outras práticas também têm sido desenvolvidas por profissionais de saúde, de modo a ampliar a integralidade do cuidado e a promoção de saúde. O **Glossário** Temático de Práticas Integrativas e Complementares apresenta mais de 110 práticas de diferentes racionalidades[44].

A proposição e incorporação de novas PICS e abordagens em saúde é **dinâmica** e acompanha o próprio desenvolvimento científico, podendo ser exemplificada pelos dez métodos e movimentos descritos a seguir, surgidos nas últimas décadas:

1. **Eutonia**[b]. Abordagem de educação somática criada pela alemã Gerda Alexander (1908–1994) que utiliza a observação e o acolhimento das sensações físicas e posturas corporais, com o objetivo de promover a ampliação da percepção e da consciência corporal, contribuindo no cuidado das dores e do estresse e na melhor adaptação do corpo ao cotidiano[45].

2. **Microfisioterapia**[c]. Técnica de terapia manual desenvolvida na França no início da década de 80, pelos fisioterapeutas e osteopatas Drs. Daniel Grosjean e Patrice Benine. Atua sobre um mapa corporal, através de gestos manuais específicos e suaves, com o objetivo de liberar cicatrizes que interferem no funcionamento dos tecidos e alteram seu ritmo vital, promovendo o equilíbrio e a manutenção da saúde.

3. **Método McKenzie**[d]. Método de avaliação e tratamento da dor na coluna, no pescoço e nas extremidades, desenvolvido pelo fisioterapeuta neozelandês Robin McKenzie, nos anos 50. Combina orientação postural e aplicação individualizada de exercícios

---

b http://www.eutonia.org.br
c http://www.abmicro.com.br/microfisioterapia.php
d http://www.mckenzie.org.br

específicos, prescritos pelo profissional, que permite ao paciente autotratar sua condição e prevenir recorrências.

4. ***Mindfulness* (atenção plena).** Prática que propõe focar na experiência do momento presente, aceitando-a tal como é. Isso implica sair dos padrões habituais de julgamento e criticismo e adotar uma atitude curiosa e bondosa perante a experiência, o que altera a forma como as dificuldades inevitáveis da vida afetam a pessoa. Começou a ser usada por Jon Kabat-Zinn na década de 70, aplicando o conceito budista da atenção plena, mas retirando qualquer aspecto religioso da prática[46]. Evidências[e] científicas demonstram inúmeros efeitos positivos do *mindfulness* e da meditação, como diminuição do estresse e da dor e promoção da qualidade de vida. Aplicativos e *sites*, tais como o *headspace*[f], *zen*[g] e medite-se[h] (em português), oferecem ferramentas que facilitam o desenvolvimento da prática. Diferentes centros no Brasil, como, por exemplo, o Centro Mente Aberta da Unifesp[i], aplicam e estudam protocolos específicos de *mindfulness* focados na promoção da saúde, na compaixão, na alimentação (*mindful eating*) ou para tratamento específico do estresse, depressão e dependência química.

5. **Psicologia Positiva.** Movimento da psicologia iniciado em 1998 por Martin Seligman, juntamente com Mihaly Csikszentmihalyi, Christopher Peterson e Barbara Fredrickson. Dedica-se ao estudo do funcionamento humano positivo e seu desenvolvimento (florescimento), em contraposição ao foco da psicologia nas doenças mentais. No livro Positividade[47], a autora Barbara Fredrickson apre-

---

e   https://mtci.bvsalud.org/pt/efetividade-clinica-da-pratica-da-meditacao/
f   https://www.headspace.com/
g   https://app-zen.com/
h   http://medite.se/
i   https://mindfulnessbrasil.com/

senta ferramentas para viver melhor e também estratégias para diminuir a negatividade. Entre elas, está o quociente de positividade de 3 para 1, ou seja, evidências demonstram a necessidade de três fatores positivos para ultrapassar um fator negativo. Atingir esse quociente não é tarefa fácil, por isso foram desenvolvidas ferramentas para medir esse processo, disponíveis no *site*[j]. A positividade também é tema de pesquisa de renomados autores nas obras Florescer[48], O jeito Harvard de ser feliz [49] e Inteligência Positiva[50].

6. **Medicina do estilo de vida**[k]. Abordagem interdisciplinar desenvolvida a partir dos anos 2000 que prioriza o uso terapêutico do estilo de vida para ajudar indivíduos e famílias a adotarem e manterem comportamentos saudáveis que afetam a saúde e a qualidade de vida, tais como alimentação, atividade física, sono, manejo do estresse, relacionamentos saudáveis, além de outras modalidades não medicamentosas.

7. ***Slow medicine***[l]. Movimento iniciado na Itália a partir dos anos 2000 que busca resgatar o tempo e a atenção dedicados pelo profissional ao paciente, que o permita avaliar cuidadosamente e compreender seu contexto ampliado de saúde, evitando diagnósticos precipitados e tratamentos desnecessários e contribuindo para a cura.

8. ***Spiral taping*** (esparadrapoterapia). Terapia desenvolvida na década de 80 pelo japonês Nobutaka Tanaka, acupunturista e osteopata, para tratamento da dor associada a problemas ortopédicos e reumatológicos. Utiliza a colagem de fitas adesivas em forma de espiral, sem medicamentos e sem imobilização, para tratamento

---

j   positivityratio.com
k   https://www.cbmev.org.br
l   https://www.slowmedicine.com.br/

de edemas e dores musculares e articulares, com o objetivo de recompor o equilíbrio geral do organismo[51].

9. ***Neurofeedback.*** Modalidade de condicionamento operante, realizado a partir de treinamento com o uso de aparelhos que monitoram as condições cerebrais, com o objetivo de restabelecer os padrões adequados de funcionamento do cérebro. É utilizado para o tratamento de desordens neurológicas, psiquiátricas ou psicológicas, para a promoção de habilidades cognitivas, o aumento do desempenho pessoal e da sensação de bem-estar. Seu uso para tratamento do déficit de atenção está cientificamente estabelecido e o desenvolvimento do uso para condições não clínicas ainda continua[52].

10. **EMDR** (Dessensibilização e reprocessamento por movimentos oculares, do original em inglês *Eye Movement Desensitization and Reprocessing*): método psicoterápico que utiliza estímulos sensoriais bilaterais, tais como movimentos oculares horizontais de um lado para o outro, toques manuais ou estímulos vibracionais intercalando os lados direito e esquerdo do corpo. Desenvolvido por Francine Shapiro na década de 1990, visa a reduzir o sofrimento e fortalecer as crenças adaptativas relacionadas aos traumas.

No livro **Curar**, o Dr. David Servan-Schreiber[53] apresenta práticas para tratar o estresse, a ansiedade e a depressão, tais como técnicas respiratórias e de comunicação, exercícios físicos, exposição à luz, coerência cardíaca, ingestão de ômega 3, acupuntura e EMDR. Segundo o pesquisador, estas práticas podem ampliar a abordagem terapêutica ao influenciar diretamente o cérebro emocional através do corpo, sem usar o caminho da linguagem e do raciocínio, que caracterizam o cérebro cognitivo.

Nesse contexto de evolução das PICS, o conceito de **saúde integrativa** segue em desenvolvimento. Construído a partir da ampliação do conceito de medicina integrativa[54], é composto pelos seis aspectos listados a seguir:

1. Integração da medicina alternativa e complementar com a medicina convencional.

2. Combinação de sistemas antigos de cura com a medicina ocidental moderna.

3. Valorização do relacionamento médico-paciente e da comunicação.

4. Consideração da pessoa de modo integral.

5. Utilização de evidências científicas.

6. Enfoque na saúde, na cura e na prevenção de doenças.

A saúde integrativa convida a **repensar** o tipo de relação estabelecida pela pessoa consigo mesma, com o serviço de saúde e os profissionais, além do relacionamento entre os próprios profissionais de saúde. Dessa forma, não se propõe a substituir as práticas existentes, por exemplo, ao suspender o uso dos medicamentos para colocar agulhas de acupuntura, ou utilizar fitoterapia, mas sim a atuar de maneira integrada, sob um novo olhar.

Entretanto, a **hegemonia** curativa dentro dos ambientes de assistência à saúde e dos centros de formação profissional tem dificultado a incorporação das PICS nos serviços de saúde[9], por estas práticas modificarem conceitos de saúde e cuidado estruturais do modelo biomédico. Tal hegemonia impede, ainda, a difusão da ideia de que não existe o cuidado ideal, mas uma troca de saberes entre os envolvidos no processo em que, juntos, deliberam pela melhor decisão[27].

Uma barreira a ser superada para a integração das PICS é a falta de conhecimento sobre a própria prática e quanto às **evidências** científicas existentes[24]. Por isso, em 2018, foi criada a Biblioteca Virtual em Saúde (BVS) em Medicinas Tradicionais, Complementares e Integrativas (MTCI). Esta é uma biblioteca temática e especializada, que promove o acesso aberto à informação e facilita a visibilidade de experiências e boas práticas em MTCI[m].

As evidências são fundamentais para promover o uso, a discussão e também para desenhar limites de ação de cada prática, especialmente ao considerar estes três **mitos**:

1. **PICS são inofensivas.** Toda ação terapêutica tem o potencial de produzir efeitos indesejáveis ou adversos. Alguns fitoterápicos, por exemplo, podem interagir com outros medicamentos em uso pelo paciente, alterando o resultado original dessas substâncias; as terapias manuais, a exemplo da massagem, podem inicialmente agravar a dor muscular sentida pelo paciente antes de produzir o alívio desejado. Quando atuamos em saúde, é mais profilático adotar o princípio de que não há terapia inócua. Por isso é fundamental que os profissionais e os pacientes sempre conversem sobre o uso, a aplicação e os efeitos das PICS.

2. **PICS são efeito placebo.** A resposta placebo ocorre quando o paciente apresenta resultados positivos ao ser submetido a fatores supostamente inespecíficos e aparentemente inertes, tais como a sugestão verbal ou visual, comprimido sem substância ativa (de açúcar ou farinha), injeção de soro fisiológico ou cirurgia fictícia. Tipicamente, o efeito placebo alcança até um terço dos pacientes participantes de estudos científicos, e é atribuído ao simbolismo que o tratamento exerce, em decorrência da expectativa positiva do paciente. Seu oposto é o *efeito nocebo*, quando os resultados gerados são negativos. Todavia, alguns pesquisadores investigam o poder da

m https://mtci.bvsalud.org/pt/

convicção e da expectativa positiva em alterar o padrão neuroquímico do cérebro, elevando o placebo a uma terapia com capacidade de recuperar e transformar do organismo, com bases psiconeurofisiológicas[55]. Esse fenômeno, comumente relacionado às PICS, também pode ser potencializado pela incorporação de práticas humanizadoras na relação dos profissionais com os pacientes.

3. **PICS não funcionam para doenças graves.** Diante de um enfarte, um braço fraturado ou um linfoma, a opção terapêutica mais razoável a ser adotada será a medicina ocidental. Entretanto, muitas PICS se desenvolveram desde a Antiguidade para tratar estas doenças, quando ainda não existiam os recursos médicos atuais. O seriado sul-coreano *Honra teu nome* (*Myeongbulheojeon*, 2017) explicita esse conflito de adotar práticas da medicina tradicional coreana, nos tempos modernos, para tratar condições graves, ainda que estas possam ser eficazes. Sem ocupar o lugar da terapia principal, há ainda muitas indicações para as PICS nestes casos, pois, ao agir em interação e sinergia com outros tratamentos, auxiliam no bem-estar e nos resultados alcançados, sob a ótica integrada de saúde.

A maioria dos pacientes não informa ou conversa sobre as PICS que utilizam com os médicos por medo de julgamento e repreensão, o que pode gerar risco para os tratamentos realizados e a descontinuidade dessas práticas[56]. Além do descrédito de alguns profissionais de saúde, que não costumam aplicar os mesmos critérios na análise de tratamentos alopáticos e seus riscos, as PICS também enfrentam **dificuldades** para produzir evidências científicas dentro da abordagem biomédica. Em parte, são limitações decorrentes do modelo de pesquisa, cuja base positivista e quantitativa se contrapõe à subjetividade e à abordagem integrativa dessas práticas. Outro aspecto que se soma é a falta de recursos financeiros, visto que é raro o interesse das indústrias farmacêuticas e das agências de fomento em investir na produção de pesquisas sobre PICS.

A divulgação das PICS e dos seus resultados propõe um **caminho** de cuidado mais humano e integral, melhorando a capacidade de resposta às necessidades do indivíduo e da comunidade. Mas, apesar dos avanços, a baixa oferta e as dificuldades no encaminhamento dos pacientes para essas práticas são obstáculos decorrentes das características do saber biomédico, presentes desde a formação dos profissionais até a atuação nos serviços de saúde.

Em contrapartida, aumentam os **cursos** de formação específicos em PICS, ofertados pelo SUS, tal como o curso na modalidade Educação a Distância (EaD) de Auriculoterapia promovido pela Universidade Federal de Santa Catarina (UFSC) e o Programa de Residência em Práticas Integrativas e Complementares na Atenção Básica ofertado pela Secretaria Municipal de Saúde de São Paulo. E também cursos promovidos pela iniciativa privada, como o curso de especialização em Bases de Saúde Integrativa e Bem-Estar ofertado pelo Instituto Israelita de Ensino e Pesquisa Albert Einstein.

Entretanto, a variedade e a heterogeneidade dos cursos de formação em PICS disponíveis têm trazido questionamentos quanto a sua duração, qualidade e alto custo[24]. Além da formação, outra discussão crescente é em relação ao **currículo** mínimo dos profissionais que podem ofertar as PICS nos sistemas público e privado. Os conselhos profissionais e as associações dos praticantes vêm ampliando essa discussão, todavia ainda distante de um consenso.

Ademais, o **mercado privado** de serviços de PICS, presente no Brasil e em países como Austrália, Estados Unidos, Canadá e Alemanha, preocupa os profissionais[24], uma vez que coloca essas práticas como um serviço *deluxe*, ou seja, acessível somente para aqueles que podem pagar. Dessa forma, é importante que os sistemas públicos de saúde evitem uma equação profundamente deslegitimadora: permitir pluralidade terapêutica (ou acesso às PICS) para os ricos, ao passo que, aos pobres, sobrará o rigor (e os limites) da medicina convencional[40].

Diante de um cenário heterogêneo e em construção, é fundamental ampliar a compreensão sobre as PICS e a saúde integrativa, considerando seus benefícios, riscos e as possibilidades de integração com a medicina ocidental. Esse caminho permite a ressignificação das concepções de saúde e cuidado, com vistas a atender as necessidades de cada pessoa, dentro de uma **estratégia** para desenvolver sua autonomia e a qualificação do vínculo com os profissionais de saúde.

Qual seu nível de *abertismo* para conhecer e experimentar *novas práticas* de saúde e cuidado? Você constrói *planos terapêuticos integrados*, que contemplem mais de um tipo de prática de saúde?

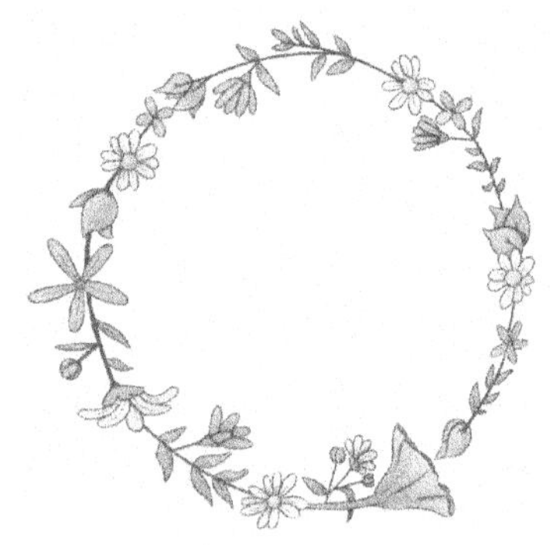

Capítulo 3
Saúde Consciencial

"Os cientistas convencionais combatem
o parapsiquismo porque é uma força que lhes escapa.
Há séculos imitam a fábula da raposa e as uvas."
Waldo Vieira (1932–2015)[1:377]

Você percebe as **interações** entre os *ambientes,* as *energias,* os *pensamentos* e a qualidade da sua saúde? E entre sua *saúde* e seus ***projetos e propósitos de vida***? Os objetivos deste capítulo são ampliar a compreensão de saúde e cuidado em uma *perspectiva multidimensional* e apresentar os **princípios da saúde consciencial**.

Concepções mágico-religiosas de saúde e doença admitem, desde a Antiguidade, a influência de **forças** sobrenaturais que atuam no organismo, muitas vezes decorrentes da fé, do pecado ou de maldição[4]. Tal concepção de saúde ainda é presente e percebida na cultura popular do curandeirismo, xamanismo, das bênçãos, orações, simpatias, magias e poções.

Algumas concepções enfatizam a harmonia do ser humano consigo mesmo e com a **natureza**. Os textos atribuídos a Hipócrates (460 a.C.–370 a.C.)[57] reforçam, nesse sentido, a conexão entre os corpos, os astros e a natureza e concebem a saúde enquanto o equilíbrio das diferentes dimensões do indivíduo, tanto físicas quanto espirituais[58]. Fazem oposição à origem sagrada das doenças, conciliando a natureza humana com a divina:

> "Essa doença dita sagrada provém das mesmas motivações que as demais, ou seja, provém de coisas que se aproximam e que se afastam, como o frio, o sol e os ventos que estão em mutação e nunca se estabilizam. Mas isso é divino; de sorte que em nada se distinga essa enfermidade como mais divina do que as outras enfermidades, mas elas todas são divinas e todas elas são humanas"[59:79].

Galeno (129–c199/c217), médico e filósofo no Império Romano, revisitou a **doutrina** humoral aplicada por Hipócrates à medicina e ressaltou a importância dos quatro temperamentos no estado de saúde, apoiados nos quatro humores do corpo humano: sangue, fleuma, bile amarela e bile negra. Via a causa da doença como endógena, ou seja, estaria dentro do próprio homem, em sua constituição física ou em hábitos de vida que levassem ao desequilíbrio4. A doutrina humoral predominou na prática médica por mais de 2 mil anos, iniciando seu declínio no final do século XVIII[60].

Outro aspecto considerado influente na saúde desde a Antiguidade são as **emanações** de regiões insalubres capazes de causar doenças, apontadas no *Corpus Hippocraticus*[4] e corroboradas pelo médico Ibn Sina, popularmente conhecido como Avicena (980–1037). Tal teoria indicava evitar qualquer lugar com ar infectado, tais como água podre, cavernas e excrementos, pois os maus odores eram reconhecidamente importantes para explicar a forma de transmissão das doenças[61].

A importância da doutrina humoral e dos maus odores na saúde medieval é retratada na obra *Regimen Sanitatis Salernitanum,* produzida pela **Escola Médica de Salerno** no século XIII, e que se difundiu por toda a Europa. Escrita em versos, aconselha bons hábitos, com caráter preventivo, orientando sobre a alimentação, o sono, a higiene, a evitação dos ares impregnados e as características dos humores corporais.

Em contraposição às concepções médicas tradicionais do seu tempo, surgem os estudos de Descartes (1596–1650), com reflexos profundos no modo de fazer **ciência** e na própria medicina. Na sua obra Discurso do Método, publicada em 1637, apresenta as bases da sua visão científica, dando origem ao racionalismo moderno. Discorre ainda sobre o conhecimento médico, rejeitando seguir sem questionar o conhecimento consagrado dos livros médicos escritos por autoridades reconhecidas e tradicionais[62].

Nos séculos seguintes, a **revolução científica** ampliou ainda mais o discurso racional e a liberdade de pensamento. Com isso, surgem novas perspectivas científicas para o estudo das *forças sobrenaturais* e sua relação com a saúde. Mesmer (1734–1815), no séc. XVIII, propõe a existência de uma *força*, um *fluido universal*, que poderia afetar nossos corpos, impactando diretamente a saúde pessoal. Chamada de magnetismo animal, esta força permitiria a interação entre os corpos celestiais, os objetos terrestres e os seres vivos, permitindo trocas recíprocas e dinâmicas, inclusive a distância.

O **magnetismo animal** possuiria propriedades curativas e restauradoras, podendo ser captado, armazenado e transmitido, com fins terapêuticos. Estar saudável seria, assim, estar em harmonia com o fluido universal. A aplicação deste conhecimento pelo médico, nas palavras de Mesmer, faz a arte de curar chegar à sua última perfeição[58].

Mesmer foi influenciado pelo Vitalismo, pensamento iluminista que considerava a existência de um **princípio vital** nos seres vivos, responsável pela manutenção da saúde e da vida, em oposição ao materialismo vigente. Tal princípio já era defendido pelo médico e filósofo suíço Paracelso (1493–1541) no séc. XVI, reconhecido pelas inovações nos tratamentos médicos, e pioneiro em se contrapor à doutrina humoral hegemônica da época[63,64].

Posteriormente, no século XIX, Charles Richet (1850–1935) descreve a existência de uma substância exteriorizada pelos corpos dos médiuns, com característica amorfa, gelatinosa e volátil, observada durante fenômenos espíritas de materialização, à que ele denominou **ectoplasma**. Tal conceito, entretanto, não é investigado por Richet na perspectiva terapêutica[58], ainda que no espiritismo sua aplicação tenha sido difundida, desde os passes até as cirurgias praticadas por médiuns, em busca da cura espiritual.

As diversas concepções de saúde e doença apontadas até aqui retratam, cada uma à sua época, diferentes visões de mundo que qualificam o que é admitido como **real**. Da mesma forma, para compreender o que é a saúde consciencial, e sob quais preceitos e visão de mundo ela foi construída, é importante entender o que é a conscienciologia.

Conscienciologia

A conscienciologia é a ciência aplicada ao estudo da **consciência**, reconhecida como o ser, *self*, ego ou princípio inteligente, percebida de modo integral, multidimensional, multiexistencial e holossomático[65]. Proposta e fundamentada pelo pesquisador brasileiro Waldo Vieira (1932–2015), no final do século XX[66], se desenvolveu inicialmente no Brasil e hoje conta com voluntários pesquisadores em todo o mundo.

O **paradigma consciencial**, que embasa seus estudos, atua em contraposição à ciência moderna convencional. Segundo Vieira, a ciência convencional acomoda-se à ótica fisicalista, esquivando-se da pesquisa direta do objeto consciência em suas abordagens, num ato contraditório ou irracional[67:22]. O paradigma consciencial, de outro modo, visa a compreender a realidade da consciência em um patamar mais amplo, considerando, pelo menos, as dez condições apresentadas a seguir:

1. **Consciência:** no universo, existem duas realidades: as *consciências* e as *energias*. A consciência é o ser, ego, *self,* o princípio vital ou inteligente, em contínua evolução. As energias são forças ou substâncias desprovidas de inteligência e vontade próprias, em diferentes estados de densificação. A consciência utiliza as energias para se manifestar, imprimindo nelas o seu padrão pessoal, e podendo mobilizá-las pela sua vontade.

2. **Multidimensionalidade:** a consciência se manifesta em múltiplas dimensões existenciais, que coexistem e se interpenetram. A *dimensão intrafísica* é a dimensão física, material, ou humana, onde tipicamente nos manifestamos com o corpo físico. As *dimensões extrafísicas* são as dimensões não físicas, de natureza mais sutil, e popularmente conhecidas como planos astrais ou espirituais. Há inúmeras gradações de dimensões extrafísicas, desde as mais harmônicas até as mais desarmônicas, com diferentes níveis de organização, e *comunidades extrafísicas* instaladas nestes ambientes.

3. **Holossomática:** a consciência possui quatro corpos ou *veículos de manifestação*, que se sobrepõem e se interfundem: soma, energossoma, psicossoma e mentalsoma. O *soma* é o corpo biológico, material, físico. É renovado a cada renascimento, e descartado ao final de cada vida, pela morte biológica. O *energossoma* é o veículo energético vitalizador, também chamado de corpo energético ou holochacra. O *psicossoma* é o corpo das emoções, também conhecido como perispírito, ou corpo espiritual. O *mentalsoma* é o veículo do

discernimento, das ideias. Os quatro corpos compõem o *holossoma* (holo + soma), ou conjunto de corpos da consciência. O estado de equilíbrio ou homeostase do holossoma influi diretamente na saúde da consciência.

4. **Multiexistencialidade:** a consciência já teve outras vidas anteriores e tornará a renascer, com diferentes gêneros, etnias, e nacionalidades, extraindo da vida humana as experiências e os aprendizados necessários a sua evolução. As vidas na dimensão intrafísica são intercaladas por períodos na dimensão extrafísica, chamados de *períodos intermissivos*, em que a consciência continua a agir e se manifestar, sem o corpo físico. Ao renascer, quando a consciência recebe um novo corpo físico, também é chamada de *consciência intrafísica* (*conscin*). Ao final da vida, quando descarta este corpo através da morte biológica, é chamada de *consciência extrafísica* (*consciex*).

5. **Curso Intermissivo:** durante os períodos intermissivos, as consciências podem participar de *cursos intermissivos*, com o objetivo de se qualificarem para o melhor aproveitamento da próxima vida humana.

6. **Programação Existencial:** as vidas humanas permitem à consciência vivenciar experiências evolutivas para si e as demais pessoas. Quando estas vivências são planejadas antecipadamente, de maneira detalhada e cuidadosa, a consciência assume consigo mesma o compromisso de realizar uma *programação existencial* (*proéxis*).

7. **Pensenidade:** a manifestação básica da consciência se inicia no pensamento, sempre acompanhado de um sentimento e de uma energia de padrão semelhante a este pensamento. A realidade indissociável *pen*samento-*sen*timento-*energia* é denominada *pensene*. O conjunto de pensenes característicos de uma consciência, comunidade, instituição ou ambiente é chamado de *holopensene*.

8. **Cosmoética:** é a ética ou código moral cósmico, multidimensional, que se situa além da ética social ou humana, ainda intrafísica. A *cosmoética* atua ao modo de leis cósmicas, que regem a evolução consciencial no universo, dentro do patamar de maturidade já alcançado pela consciência.

9. **Autopesquisa:** é exercida pela própria pessoa, ao realizar a pesquisa de si mesma e dos assuntos que se relacionam consigo. Seu propósito é ampliar o autoconhecimento, a autoconsciência e favorecer as renovações ou *reciclagens intraconscienciais* (*recins*) buscadas pela pessoa.

10. **Princípio da Descrença (PD):** a consciência é orientada a não acreditar em nada, nem mesmo no que está escrito nos livros ou é dito nas atividades de conscienciologia. O propósito é construir o conhecimento pessoal a partir da *autoexperimentação*, valorizando as experiências pessoais, com discernimento e autocrítica, e empregando todos os instrumentos de pesquisa disponíveis. Convidamos os leitores a praticarem o Princípio da Descrença:

Não acredite em nada, nem mesmo nas informações expostas neste livro. Experimente, vivencie e desenvolva a autopesquisa sobre saúde e cuidado.

Enquanto nova ciência, a conscienciologia desenvolveu e utiliza uma linguagem própria, com termos específicos, ou **neologismos**, para definir suas ideias[68]. O objetivo é garantir a exatidão dos conceitos adotados e evitar a confusão com ideias semelhantes, porém diferentes, de outras linhas de conhecimento. Os neologismos utilizados nesta obra estão compilados no glossário, ao final do livro.

Ao mesmo tempo, não nega o que já é conhecido e explicitado por outras fontes de conhecimento, nem pretende ser nova em todas as proposições, utilizando-se do **conhecimento** já acumulado pela humanidade até aqui, e em contínua produção. Exemplo desta compilação do conhecimento é apresentado no livro Projeciologia[67], cuja bibliografia referencia 1.907 obras consultadas, de 18 idiomas diferentes, e que explicitam a universalidade dos fenômenos parapsíquicos vivenciados pela consciência em diversos momentos e povos da história.

A originalidade da conscienciologia está, dessa forma, não no seu objeto de estudo, que é a consciência e tudo o que se relaciona com ela, mas na sua proposta científica de **autoexperimentação** consciente, desvinculada de mistificações e dogmatismos.

Ao aproximar a perspectiva consciencial da vida cotidiana, observamos que a maioria das pessoas ainda não percebe as **interações** que faz com as energias dos ambientes, dos objetos, das outras pessoas e dos animais, e que retroalimentam seus padrões energéticos, sentimentos e pensamentos. Embora muitas pessoas já admitam tais influências, ainda atuam de maneira instintiva, sem observar as nuances das interações e os efeitos em si, na saúde pessoal e das pessoas próximas. A atuação lúcida se torna ainda menos frequente ao considerarmos a realidade extrafísica e a interação com as consciências presentes nestas dimensões. Entretanto, os efeitos sobre si continuam a ocorrer, independentemente de a pessoa admitir ou discriminar tais condições.

Em síntese, as **energias** estão aí, em todo lugar, sob influência contínua, intencional ou acidental, a partir das ações de cada consciência. Tal fato ainda é ignorado pela maioria da humanidade, que não aplica sua vontade lúcida na qualificação das energias pessoais e ao seu redor, tampouco as utiliza para auxiliar outras consciências. Mudar essa condição só depende da pessoa, e de sua disposição íntima de experimentar e desenvolver o domínio consciente das energias, através de diversas técnicas existentes, das quais destacamos a Mobilização Básica das Energias (MBE).

A MBE é o conjunto de manobras energéticas que visa à soltura do energossoma, à homeostase holossomática, alcançada a partir do equilíbrio de todos os corpos de manifestação, e ao desenvolvimento parapsíquico[67:584]. É composta por três **manobras energéticas** fundamentais:

1. **Circulação fechada:** através do controle consciente dos movimentos energéticos pela vontade pessoal, as energias são levadas da cabeça até os pés e as mãos, e retornam até a cabeça. A velocidade da movimentação das energias é acelerada, preferencialmente até a consciência atingir o *estado vibracional* (EV), quando as energias vibram e ativam todo o energossoma. A dimensão, intensidade, velocidade e duração da circulação fechada das *energias conscienciais* (ECs) variam conforme a vontade. Dentre as aplicações úteis desta manobra, destacam-se instalar o EV, condição que predispõe a projeção consciente; promover a desintoxicação e a desassimilação energética; sanar minidistúrbios de saúde; propiciar a autodefesa energética; favorecer a obtenção e a manutenção do equilíbrio e da automotivação. Tal prática reorganiza vibratoriamente o ambiente, traz profundo bem-estar e disposição positiva à consciência.

2. **Exteriorização das energias:** a liberação ou transferência consciente das energias pessoais é promovida através da vontade. Esta manobra promove a assistência a outras pessoas, através da doação de energias, e a limpeza energética dos ambientes.

3. **Absorção das energias:** a captação ou interiorização de energias sadias é realizada de modo lúcido, pela vontade pessoal. Importa então verificar a qualidade das energias de ambientes, objetos e pessoas ao redor antes de absorver as energias. Os benefícios incluem a autossuperação de defasagens energéticas, percebida pela recuperação da sensação de cansaço ou fadiga.

A aplicação do paradigma consciencial delimita uma nova abordagem ao campo da saúde, denominada de **saúde consciencial**. Segundo a Enciclopédia da Conscienciologia, "a *saúde consciencial* é a condição natural, estado de equilíbrio dinâmico ou a qualidade da consciência quanto ao bem-estar pessoal, à homeostase holossomática e à relação harmônica com os holopensenes, constituindo recurso para a autevolução"[69].

Também chamada de saúde holossomática, a saúde consciencial pode ser estudada a partir de diferentes **perspectivas**, para auxiliar no entendimento das variáveis que a compõem, e das relações de causa e efeito que estabelecem. Contudo, esta diferenciação é didática, e não reproduz a observação prática, visto que as múltiplas perspectivas interagem sistemicamente, resultando na saúde integral expressa pela consciência.

A sutileza destas **interações** pode passar despercebida, porém seus efeitos são concretos e cumulativos, tendendo em algum momento a serem percebidos no corpo físico. Assim ocorrem as curas espirituais e também as doenças com origem não física vivenciadas pela pessoa. A condição de saúde relacionada a cada um dos veículos de manifestação da consciência pode ser denominada de[69]:

1. **Saúde física** ou somática, referente aos sistemas anatômicos e fisiológicos do corpo humano.

2. **Saúde bioenergética** ou energossomática, referente ao equilíbrio energético presente no energossoma.

3. **Saúde emocional** ou psicossomática, referente às emoções e à afetividade vinculadas ao psicossoma.

4. **Saúde mental** ou mentalsomática, referente à lucidez, à racionalidade e à lógica expressas pelo mentalsoma.

Outro aspecto relevante para a saúde consciencial é a **saúde parapsíquica**[69], que expressa o equilíbrio e o bem-estar relacionados às *parapercepções* da consciência, comumente conhecidas por percepções extrassensoriais, quanto a sua realidade multidimensional. O *parapsiquismo*, quando lucidamente aplicado, amplia o autoconhecimento e o acesso a informações quanto às condições que influenciam a saúde pessoal e das demais consciências, por exemplo, através das sete vivências a seguir:

1. A percepção das **influências** dos ambientes e consciências com que a pessoa interage, sejam intrafísicos ou extrafísicos, constituindo concausas nos adoecimentos e nas remissões.

2. A **inspiração** trazida por consciências mais evoluídas, quanto aos cuidados para manutenção da saúde, através de *insights* terapêuticos para si ou para outrem.

3. A **absorção** consciente de energias de ambientes mais homeostáticos.

4. O estudo da condição de saúde pessoal vivenciada em outras **vidas**, auxiliando na compreensão da saúde atual desta vida.

5. A pesquisa do **temperamento** pessoal, identificando a relação entre as necessidades evolutivas, as crises de crescimento e as doenças.

6. O uso da **projeção consciente**, também conhecida como projeção astral ou saída lúcida fora do corpo humano, com o objetivo de compreender a perspectiva não física sobre a realidade pessoal ou de outrem, para melhor assistir sua saúde.

7. As experiências parapsíquicas vividas pela pessoa, que permitem ainda conhecer sua realidade **imortal** e alcançar a certeza íntima de que após a morte seu ser continuará existindo, e de que terá novas vidas físicas e novas oportunidades evolutivas. Tal fato liberta a consciência do medo da morte (tanatofobia), raiz de todos os medos.

Conforme já apontado, o conceito de saúde consciencial não se propõe a ser totalmente novo, pois as influências imateriais na condição de saúde são abordadas desde a Antiguidade por diversas linhas de conhecimento. A intenção, neste caso, é auxiliar a consciência na **construção** de uma visão multiexistencial e multidimensional, de modo a impulsionar o autoconhecimento e a autopesquisa. Consequentemente, ampliando a compreensão do significado e das inter-relações em saúde, com cientificidade e discernimento.

Dessa forma, ao **tangibilizar** o equilíbrio holossomático e a relação com os holopensenes com os quais cada consciência interage, a saúde consciencial torna objetivas as relações invisíveis da saúde com as energias e os pensenes manifestados ou que rodeiam cada consciência.

Princípios da Saúde Consciencial

Para compreender a saúde consciencial, é importante observar os princípios que regem sua atuação, ao modo de leis universais, **fundamentos** ou preceitos. Tal como a física postula leis para explicar o funcionamento do universo, a exemplo das leis de Newton e das leis da termodinâmica, estes princípios buscam demonstrar como a saúde da consciência funciona.

Entretanto, tais princípios geralmente contrariam a lógica tradicional, o modelo biomédico, as crenças pessoais e a cultura geral. Conhecê-los é, assim, convidar-se para olhar a saúde por outro **ângulo,** inserindo novas perspectivas que alteram o entendimento, as conclusões e as atitudes referentes à condição de saúde vivida. A seguir, listamos 11 princípios da saúde consciencial que apoiam a compreensão do tema:

1. **Personalismo.** A saúde consciencial é personalíssima, ao expressar a realidade consciencial, complexa e integral da consciência.

A saúde não é, então, uma entidade acessória, externa à consciência, e sim uma faceta da **personalidade** e suas vivências acumuladas até aqui.

Essa perspectiva convida a pessoa a fazer a **apropriação** da própria saúde, enquanto parte do todo, não havendo o distanciamento ou isolamento entre saúde e indivíduo. É incoerente, nesse olhar, despersonificar a doença, repelindo-a, excluindo-a de si, alijando-a do próprio processo evolutivo. Ou ainda culpabilizar o indivíduo pela sua doença, por ser quem ele é.

O efeito é bem expresso no ditado popular chinês "não existem doenças, existem doentes". Pois, enquanto seja importante agrupar e categorizar a saúde e a doença para avançar nas pesquisas em saúde, não é possível reduzir o indivíduo à sua doença, eis que tanto um quanto o outro são integrados e personalíssimos. Não existem, em termos de saúde humana, **generalizações** confiáveis[70].

A saúde e a doença não são, portanto, *coisas* a serem delegadas a um profissional de saúde, para seus cuidados profissionais, mas **características** de si mesmo, a serem gerenciadas pelo próprio indivíduo, com apoio de profissionais de saúde. O indivíduo, nesse contexto, é especialista em si, e generalista nas condições de saúde e doença; enquanto o profissional é especialista nas condições de saúde e doença, e generalista quanto à realidade da consciência a ser atendida.

2. **Autocura.** A saúde consciencial é conquistada através da autocura.

A rigor, toda **heterocura** é paliativa e transitória, pois não transforma a realidade íntima consciencial. Apenas quando a consciência enfrenta as causas-raízes das mazelas conscienciais, e as recicla, consolida a mudança íntima que produz a autocura.

Há autocuras pequenas, por exemplo, quando a pessoa mobiliza suas energias até implantar o estado vibracional e dissipa a dor de cabeça que sentia, decorrente da assimilação de energias desarmônicas; até autocuras maiores, quando a pessoa **modifica** intimamente a forma como reage ao estresse, reduzindo a irritabilidade e as tensões que desencadeavam as dores de cabeça.

A autocura se apoia na **heteroajuda**. Entretanto, compartilhar as decisões de saúde com um profissional ou familiar é uma escolha a ser feita com comedimento, pois não é possível transferir a responsabilidade pessoal pelo autocuidado a outra pessoa, por maiores que sejam a confiança e a competência. Dessa forma, a consciência mais lúcida opta, sempre que possível, por profissionais de saúde que a apoiem nas ações de autocuidado, através do diálogo reflexivo impulsionador do autoconhecimento e das reciclagens pessoais.

A **autonomia** quanto às decisões pessoais sobre sua saúde torna-se, assim, um imperativo, pois apenas a própria pessoa saberá conciliar as opções terapêuticas com sua disposição para mudança, necessidades e objetivos.

3. **Relativismo.** A saúde consciencial é relativa, parcial, imperfeita, com certo percentual de desequilíbrio[71: 1507].

Até onde conhecemos, não há uma linha final ou condição absoluta de saúde a ser alcançada. Tal característica representa a própria evolução da consciência que, pela ótica conscienciológica, não possui um fim conhecido, mas **etapas** sequenciais. Nesse ponto, desconhecemos o processo evolutivo em sua totalidade, partindo-se do princípio de que há conhecimentos que extrapolam a compreensão humana, constituindo mateologia a ser compreendida no futuro.

Não há, portanto, perfeição em saúde, mas contínuo **aperfeiçoamento**. Os objetivos de saúde são traçados pela consciência, para alcançar a melhor saúde relativa, considerando suas possibilidades, necessidades e desejos. O planejamento lúcido da condição de saúde permite *upgrades* programados, ajustados aos propósitos almejados por si.

Buscar a perfeição em saúde é, por si só, doentio[72]. A busca desequilibrada da saúde pode se transformar em **obsessão**, desencadeando distúrbios psíquicos e restrições severas na vida e no convívio social. A obsessão por alimentos saudáveis ou ortorexia, por exemplo, comumente desencadeia disfunções nutricionais devido à extrema seletividade diante de opções alimentares *impuras*, e isolamento ao se excluir voluntariamente de atividades sociais que envolvam comida. Outra condição menos rara é o sofrimento gerado pelo transtorno popularmente chamado de mania por limpeza, em que a pessoa dedica grande parte do tempo a limpezas minuciosas, evita frequentar ambientes além da própria casa, sob risco de desencadear feridas na pele, alergias pelo uso excessivo de produtos, e fragilizar a imunidade pessoal. E há ainda o desafio em definir os limites entre estética e saúde, que aprisiona milhares de pessoas em uma dinâmica de consumo e frustração, na busca de padrões inatingíveis de beleza e juventude.

4. **Dinamismo.** A saúde consciencial é dinâmica, e está em contínua transformação, acompanhando o contexto de vida e mudanças da consciência.

É um estado de **equilíbrio** que pode ser rompido, a qualquer tempo, não significando necessariamente atraso evolutivo nem retrocesso da saúde integral. As doenças e pioras de saúde podem ser, paradoxalmente, propulsoras evolutivas em muitos casos.

A doença, não raro, oportuniza a **reflexão** sobre a vida e os valores pessoais. Resgata na pessoa a noção de finitude dessa existência humana e a busca de significado e propósito para a vida. As doenças agudas ou crônicas podem ser, dessa forma, o gatilho para a adoção de posturas mais saudáveis e reciclagens íntimas, que favorecem a execução da proéxis.

O surgimento de dificuldades e os problemas também podem fazer a pessoa perceber a necessidade de mudar para melhor, de se superar. São momentos de **crise** evolutiva, que podem precipitar o aparecimento ou a agudização de doenças, do mesmo modo como ocorre nas crises do ciclo de vida humano, representadas pelo casamento, pelos filhos e pela síndrome do ninho vazio[73].

As doenças atuam nesse contexto tal qual a *linha de quebra* das ondas do mar, que precisa ser ultrapassada, para se alcançar uma nova fase de *calmaria* ou estabilização de vida. Entretanto, sua **ultrapassagem** exige maior esforço para enfrentar a resistência íntima e a turbulência das dificuldades pessoais, e alcançar a autossuperação.

A busca pela recuperação da saúde amplia, dessa forma, a autopercepção, o autocuidado e reforça o valor da vida humana para a pessoa. A doença atua, aqui, como **estabilizadora** da saúde pessoal, contribuindo para o autoconvívio equilibrado.

5. **Adaptabilidade.** A saúde consciencial é adaptável aos desafios e às ações que a consciência se propõe a realizar.

Visto que alguns **desafios** são fatores estressores à própria saúde, a pessoa renuncia temporariamente à parte da saúde, em prol de alcançar um objetivo maior. A saúde desejada não é, nesse caso, a melhor saúde possível de ser alcançada, mas aquela que equilibra as necessidades básicas da pessoa com seu propósito de vida.

Isso ocorre quando a pessoa não se permite ficar na **zona de conforto** e estabelece metas alinhadas com sua programação existencial que, no entanto, a provocam a enfrentar suas dificuldades e abdicar parcialmente de seu bem-estar para auxiliar outras pessoas.

Entretanto, tal autossacrifício lúcido não significa autoflagelo ou vitimização. A **concessão cosmoética**, feita pela consciência, respeita suas necessidades fundamentais e está em harmonia com seu contexto de vida. Impera aqui a *para*lógica, além da lógica humana, capaz de integrar a realidade física com a extrafísica, compondo a realidade multidimensional que direciona as escolhas da consciência.

6. **Recurso.** A saúde consciencial é um recurso pró-evolutivo, a ser aplicado pela consciência em múltiplas vertentes para otimizar sua evolução.

A saúde não é, portanto, um fim em si mesma, mas um recurso cujo bom uso e aplicação dependem do **propósito** de vida pessoal. E conhecer seus objetivos de vida define quanta saúde a pessoa precisará para alcançá-los.

Acolher as doenças e seus efeitos amplia o autoconhecimento quanto à própria integralidade da consciência, constituindo recurso para aprofundar a **autopesquisa** e impulsionar as reciclagens e renovações pessoais. Por essa razão, "a melhor saúde vem depois da doença e não antes"[74:908]. Doença: oportunidade autoassistencial.

Há doenças que obrigam a pessoa a parar, desacelerar a própria vida, a aceitar ajuda, a renunciar a prazeres e fugas, a rever os relacionamentos, a ajustar os rumos da vida, a mudar de ambiente, de trabalho, de país, a rever suas escolhas, e dessa forma convidam para a **mudança**. A doença no outro também pode ser instigante, ao nos demandar olhar as pessoas ao redor e conceder nosso tempo, energia e recursos para ajudá-las.

As doenças provocam, assim, a saída do **automatismo**, a parada necessária à introspecção e a reperspectivação das prioridades de cada indivíduo. Atuam ao modo de sintomas conscienciais, sinalizando necessidades íntimas suplicando para serem atendidas.

Ao contrário da visão ocidental, de base religiosa, que historicamente associa a doença com o castigo, a doença passa a ser uma ferramenta e, em alguns casos, até uma **dádiva** ou oportunidade.

É o caso da **doença** que surge durante os desvios de proéxis, propiciando ajustar os rumos de vida; daquela que demanda uma rotina dedicada, estabilizando o cotidiano da pessoa[75:390]; da que reaproxima pessoas que romperam relações de convívio, propiciando a reconciliação; da que reativa conflitos íntimos, fomentando as reciclagens e o alcance de patamar evolutivo superior; e da que produz a catarse de conflitos acumulados pela consciência nesta e em outras vidas, propiciando a liberação de energias estagnadas e bloqueadas.

Não raro, a **perspectiva** fatalista e negativa das doenças ocasiona mais sofrimento que a própria limitação real e os sintomas da doença em si. Ao rever seu significado, e construir uma visão mais positiva da própria doença, a pessoa disponibiliza mais energias para investir em sua autocura. Autovitimizar-se ou culpabilizar outrem pela perda da saúde é tempo desperdiçado.

Por outro lado, não podemos santificar as doenças, visto que sempre há **riscos** e potenciais efeitos deletérios à vida. Por isso, é razoável considerar que algumas doenças se manifestem sob auxílio técnico dos *amparadores*, consciências extrafísicas especializadas na assistência multidimensional, e que auxiliam tecnicamente a pessoa amparada na contenção dos efeitos deletérios à saúde, em especial quando tais doenças promovem efeitos positivos importantes para a pessoa e o grupo ao seu redor.

7. **Sincretismo.** A saúde consciencial é sincrética e transdisciplinar, servindo-se de múltiplas áreas de conhecimento, sem restringir-se às divisões do saber categorizadas pela humanidade.

Ao analisar criticamente as contribuições das diversas linhas de saúde, e do conhecimento produzido até aqui, busca **congregar** o melhor de cada abordagem, sem descartar aprioristicamente nenhuma delas.

A multiplicidade de práticas de saúde, estruturadas a partir de diversos paradigmas, amplia as opções terapêuticas a serem experimentadas pelo profissional e pelo paciente. Terapias diferentes podem oportunizar ganhos equivalentes na saúde pessoal, pois há mais de um **caminho** para alcançar a solução de um problema. E, quando associadas, podem produzir efeitos complementares e sinérgicos na restauração da condição de equilíbrio pessoal.

8. Integralidade. A saúde consciencial é integral, composta por todas as facetas da consciência em todas as dimensões em que se manifesta.

A saúde pessoal não se encerra com a **morte**, pois acompanha a consciência que continua a manifestar-se nos períodos intermissivos. É portada de uma vida para outra e carrega as experiências prévias de cada consciência, suas *para*doenças, *para*cicatrizes, *para*enfermidades e *para*ssíndromes.

Dessa forma, não é adstrita ao **soma**, mas extrapola sua condição, podendo paradoxalmente haver uma saúde física débil associada à saúde consciencial relativamente equilibrada. Isso ocorre próximo da morte, por exemplo, quando o corpo já está debilitado, mas a consciência está exultante por ter completado os desafios da proéxis que assumiu para si ou até, em alguns casos, ter realizado além do que se propôs.

Outro caso paradoxal são as doenças autoprogramadas, quando a consciência lucidamente planeja, antes de nascer, ter uma doença que amplie seu potencial assistencial. Nesse contexto, a doença se torna um **facilitador**, ao invés de um obstáculo aos objetivos almejados. Um exemplo extremo desta condição estudado em consciênciologia é o da consciência serenona Reurbanizador, que nasceu oligofrênico, ao que tudo indica, para poder dedicar-se à assistência multidimensional em praticamente tempo integral, sendo cuidado por terceiros e poupando-se das rotinas sociais tradicionais[74:374].

Ainda que tais exemplos pareçam distantes, este princípio é aplicável ao contexto pessoal, reforçando que nenhum aspecto de saúde isolado pode ser considerado **medida** global da consciência. A relativização do que convencionalmente associamos a *ter saúde*, instiga-nos a ampliar a compreensão sobre saúde.

A saúde do soma, ao contrário de ser o elemento predominante, é a expressão mais **rústica**, densa e palpável da saúde integral da consciência. Cuidar do próprio soma, ainda que difícil, é apenas *o início do princípio do começo* da caminhada. Os desequilíbrios somáticos podem ser compensados ou até curados pela saúde consciencial[1:1346] pois, em última análise, a saúde do soma é mantida a partir da homeostase do holossoma.

9. **Profilaxia**. A saúde consciencial é profilática, preventiva, atuando conforme a expressão popular de que "é melhor prevenir do que remediar".

A profilaxia inicia nos **pensenes**, a partir do elemento *pen*, os pensamentos produzidos pela consciência, que serão carregados com sentimentos e energias de padrão equivalente, e se imantarão em todos os seus corpos ou veículos de manifestação. O pensamento cosmoético, com logicidade e retidão de intenções, denominado *ortopensene*, é a maior farmácia da consciência.

A profilaxia é nutrida por **hábitos** sadios e rotinas úteis, que mantêm o limiar mínimo de saúde relativo da consciência, a despeito das sobrecargas e dos excessos presentes no cotidiano.

Funciona ainda ao modo de conta poupança de saúde pessoal, em que os bens de saúde são acumulados, gerenciados e sacados com lucidez pela consciência, que decide quando é hora de **investir** a saúde pessoal em algum projeto evolutivo. A consciência avalia os riscos e potenciais benefícios para si e para todos, definindo o momento apropriado de abdicar de parte da saúde relativa já conquistada em prol de uma ação que gerará *dividendos evolutivos* e angariará maior saúde consciencial no futuro. Tal ponderação afere qual saúde mínima a consciência precisa manter para a sobrevivência do soma e o equilíbrio dos outros veículos.

10. **Exemplarismo.** A saúde consciencial é exemplarista, e contagia positivamente as pessoas ao redor, pelo interesse de alcançar patamar semelhante de harmonia e tranquilidade íntima.

O **exemplo** reverbera e transforma as pessoas, a partir de uma dinâmica social espontânea, e constitui potente meio de assistência mútua ou *inter*assistência. A aura de saúde emitida por uma consciência é percebida intuitivamente pelas demais pessoas ao seu redor, despertando sensações em todos os veículos de manifestação, com repercussões físicas, energéticas, emocionais e mentais. Os efeitos podem variar desde a irresistibilidade em se aproximar daquela consciência até a repulsa incontrolável, qualificando o grau de afinidade e interesse entre as consciências.

Há ainda o caso das consciências com menor grau de saúde que, ao alcançarem realizações evolutivas, **provocam** as demais consciências a revisarem seus esforços evolutivos, atuando tal qual *pedra no sapato*, instigando aquelas em boa saúde a redobrarem seus esforços.

A expressão da **saúde** de cada um dos corpos, com efeitos exemplaristas, pode ser sintetizada pelos megapensenes trivocabulares propostos por Vieira[1:624]: "*Autodisposição: saúde somática. Auto-*

megaeuforização: saúde energossomática. Megafraternidade: saúde psicossomática. Autodiscernimento: saúde mentalsomática. Serenologia: saúde holossomática".

11. **Assistencialidade.** A saúde consciencial é assistencial, altruísta, construída a partir do auxílio às demais consciências. Na área da saúde, "o melhor remédio que existe é ajudar os outros"[n].

O **propósito** da interassistência mobiliza a pessoa para auxiliar os outros, ampliar a percepção de si e dos demais e a capacita para o cuidado. Acelera a evolução pessoal, favorecendo à pessoa a aprender com as experiências das outras consciências.

Ao se permitir entrar a fundo nas dificuldades enfrentadas pelas outras consciências, a pessoa reperspectiva o tamanho de seus problemas, desdramatiza sua realidade consciencial e descentra-se de si mesma para ajudar aquele que tem um problema maior que o seu. Abdica da postura de vítima para ser protagonista da saúde pessoal e grupal, em todos os níveis. A assistencialidade torna-se assim **insumo** para curar todos os males.

A prática continuada em assistir aos outros amplia a **tecnicidade** da assistência da consciência, preparando-a para atuar no papel de *amparadora*, tanto na dimensão física quanto na extrafísica, para conscins e consciexes.

Você *considera* alguns dos *princípios* da saúde consciencial para melhor **compreender** seu ***processo saúde-doença***? *Aplica suas energias*, de modo **consciente**, em benefício da sua saúde? Já utilizou o **parapsiquismo** para *auxiliar a sua saúde e dos demais*?

---

n Fala do prof. Waldo Vieira na tertúlia Sistematização Comportamental, em 22 de fev. 2010, disponível em: https://www.youtube.com/watch?v=1eaWJ1tavPc

Capítulo 4
Pesquisas em Saúde

> "A ciência não é uma construção formal e sim uma atividade realizada por comunidades de investigadores."
> Ludwik Fleck (1896-1961)

Como são realizadas as pesquisas em saúde? Como você *pesquisa* ou busca *evidências* em saúde? Como os *resultados* dessas pesquisas *modificam o cuidado e a assistência* que você oferece e recebe? Os objetivos deste capítulo são abordar como o **conhecimento em saúde** é produzido, em diferentes paradigmas, e analisar criticamente quais os **impactos** dessas pesquisas **na assistência em saúde**, tanto para os profissionais quanto para os pacientes.

No início desta obra, discorremos sobre a evolução das concepções de saúde e cuidado abordando diferentes paradigmas de saúde. Neste capítulo, nosso foco será a **pesquisa** em saúde, pois está intimamente ligada com o que é reconhecido como ser e fazer saúde. As pesquisas também interatuam com as práticas e os recursos de saúde ofertados, a partir de tendências e modismos.

Fazer saúde, além de uma necessidade, se tornou um grande mercado, em que o respaldo científico dos produtos é dado pelo resultado dos estudos realizados. No entanto, a pesquisa científica é entremeada de **limitações**, vieses e interesses. Compreender este contexto favorece tanto os profissionais quanto os indivíduos em geral, na interpretação e na aplicação prática dos resultados divulgados em saúde.

Para iniciar, vamos retomar a discussão sobre os paradigmas e as ciências da saúde a partir do **pensamento cartesiano** e da busca de verdade por meio da razão. No livro Discurso do Método, o filósofo e matemático francês René Descartes apresentou a possibilidade de se alcançar um conhecimento indubitável, que podia ser reproduzido coletivamente, sem ser dogmático, mas sim livre e metódico. Assim, demonstrou existir uma experiência condutora da verdade no método e defendeu essa forma de fazer ciência como uma atividade libertadora, capaz de livrar a sociedade de verdades tidas por dogmáticas ou eternas[76].

Nessa direção, caminhou a Era Moderna, reconhecendo o método e a razão como racionalidade científica dominante. A **ciência** pode ser assim compreendida como o "conjunto de conhecimentos metodicamente adquiridos, mais ou menos sistematicamente organizados, e suscetíveis de serem transmitidos por um processo pedagógico de ensino"[77:43].

Os avanços científicos influenciaram a produção do conhecimento e o desenvolvimento de inovações tecnológicas. No início da década de 1950, entretanto, configurou-se um saber científico com **predileção pelo processo** em relação ao conteúdo da pesquisa[78]. Tal condição influenciou, no final do século XX, uma dependência da ciência pelo desenvolvimento tecnológico, que não foi acompanhada pela reflexão sobre as repercussões éticas desse processo[79].

A **cientificidade**, além de modelos e normas rígidas, deve ser pensada como uma ideia reguladora de alta abstração que relaciona teoria e realidade empírica, por meio do método[80]. Nessa perspectiva, a ciência passa a ser concebida enquanto método para guiar o estudo e a prática de disciplinas, que varia em períodos temporais cíclicos e que não deve ser considerada como valor inquestionável. Deve, portanto, ser debatida constantemente, especialmente acerca da dificuldade de observar o ser humano como ser indissociável. Seu objetivo primordial é, assim, produzir conhecimento e fazê-lo circular em redes[81].

Nesse sentido, o pesquisador em filosofia Chris **Lawn**[82] defende que se a fixação da ciência permanecer no método, pode-se ofuscar formas alternativas de se buscar a verdade, além de influenciar, na esfera das ciências humanas, uma visão restritiva de homem como ser puramente racional (e material). Afinal, a razão objetiva tende a subordinar as pessoas a uma só forma de ver o mundo[83].

Se, por um lado, a apropriação da razão ao método científico desenvolveu a ciência, ao fazê-la superar **verdades** inverificáveis, por outro lado, restringiu a capacidade de compreender o homem enquanto ser inerentemente subjetivo. Resgatar essa subjetividade demanda uma perspectiva mais ampla de ciência, enquanto produtora de conhecimento sobre o *continuum* objetivo-subjetivo, tangível-intangível, que integra o humano.

Gadamer, à semelhança de outros filósofos do século XX, também criticou o racionalismo científico, uma vez que não se pode pensar na verdade apenas em relação à razão[82]. Gadamer propõe a vivência do diálogo, por meio do uso e da apropriação da linguagem, enquanto caminho para encontrar a verdade. Pode-se buscar rastrear pela linguagem como as pessoas entendem o mundo ou o seu estado de saúde. Para Gadamer, a dimensão comunicativa da linguagem é um dos mais poderosos meios para colocar um ser humano em contato com o outro, levando-o a reconhecer a si mesmo a cada vez e sempre[84].

Fazer a **linguagem** circular permite uma maior emancipação da pessoa, e pode, assim, fazer a sociedade repensar o seu papel no mundo. Entretanto, nenhum método ou conceito garante a verdade, se compreendida enquanto uma forma de relação consigo mesma e entre as pessoas. Por isso, buscar mecanismos que favoreçam o uso da linguagem no diálogo genuíno pode ser um processo de busca da verdade[83,84].

Nascemos em um mundo cheio de significados, em que a linguagem nem sempre busca a verdade, pois é dependente do **humano**[84]. A busca da verdade vai depender da superação das fraquezas humanas e das distorções sistemáticas da comunicação para determinados interesses, a partir da intencionalidade, do temperamento e dos traços pessoais. Assim, resgata-se a importância da racionalidade do diálogo na prática e na produção do conhecimento.

O filósofo e sociólogo alemão **Habermas**[85,86] também propõe a linguagem como instrumento para compreender o mundo, a partir da vivência de fenômenos, como forma de ir além da racionalidade cognitivo-instrumental, e alcançar a racionalidade comunicativa. Para o autor:

> "O fenômeno a ser explicado não é o conhecimento ou submissão de uma natureza objetivada tomados em si mesmos, senão a inter-

subjetividade do entendimento possível, tanto no plano interpessoal, como no plano intrapsíquico"[85:499,500].

O modelo das ciências constitui os esquemas de explicações dominantes, nas sociedades industrializadas, considerados mais plausíveis e intelectualmente aceitos, mas nem por isso exclusivos[87]. Visto que a ciência não conseguiu produzir verdades suficientes para um mundo acelerado, que carece continuamente de respostas, e uma vez que não existem verdades absolutas, criaram-se **lacunas** na resolução dos problemas, surgindo crises no mundo contemporâneo em relação à produção do conhecimento.

Uma produção de conhecimento de caráter exclusivamente **quantitativo** limita a capacidade de apreender a natureza do mundo do paciente e do cuidado. A alternativa é preparar os profissionais para construir conhecimento a partir de diferentes abordagens metodológicas que os aproximem de seu objeto de investigação, o paciente. E, dessa forma, possibilitar o avanço da prática clínica[88].

Para tal, Turato[89] propõe considerar métodos de pesquisa que utilizem recursos além de números, cálculos de percentagem, técnicas estatísticas, tabelas, amostras numericamente representativas, ensaios randômicos, questionários fechados ou escalas de avaliação; característicos do método quantitativo. Na metodologia **qualitativa** aplicada à saúde, deve-se empregar a concepção trazida das ciências humanas, segundo as quais

"não se busca estudar o fenômeno em si, mas entender seu significado individual ou coletivo para a vida das pessoas. Torna-se indispensável assim saber o que os fenômenos da doença e da vida em geral representam para elas. O *significado* tem função estruturante: em torno do que as coisas significam, as pessoas organizarão de certo modo suas vidas, incluindo seus próprios cuidados com a saúde"[89:509].

Conhecer as significações dos **fenômenos** do processo saúde-
-doença é essencial para[89]:

1. Melhorar a qualidade da **relação** profissional-paciente-família-instituição.

2. Promover maior **adesão** de pacientes e da população frente a tratamentos ministrados individualmente e de medidas implementadas coletivamente.

3. Entender mais profundamente certos sentimentos, ideias e **comportamentos** dos doentes, assim como de seus familiares e mesmo da equipe profissional de saúde.

A evolução da pesquisa **qualitativa** permitiu ampliar o formato das pesquisas. Entretanto, a dicotomia quantitativo-qualitativo segue sem desfecho, especialmente em relação à validade, ao rigor e à confiança da pesquisa qualitativa. Entretanto, além de buscar novos critérios de avaliação, pode-se também considerar cada estudo como único e individual, podendo ser avaliado a partir de seus próprios méritos[90,91].

Uma alternativa para aproximar o quantitativo e o qualitativo de modo sistematizado é a pesquisa de **método misto**. Esse método valoriza as diferenças de paradigmas entre os métodos, desde que suas delimitações e diferenças estejam claras, possibilitando uma conversa entre campos de forma rigorosa[92].

Essa aproximação é fundamental, pois nenhuma das duas abordagens é mais científica que a outra. O conhecimento científico é sempre uma articulação entre uma teoria e uma realidade empírica, e o método é o fio condutor para formular essa ligação. Nesse contexto, deve-se compreender a limitação de uma medicina baseada em **evidências**. No modelo atual de produção da ciência, privilegiar achados quantitativos como autoridade para orientar a tomada de decisões em saúde, sem valorizar os resultados de estudos qualitativos, pode ser uma barreira para a compreensão dos problemas em saúde.

Entende-se, todavia, que há momentos estratégicos em que se deve aplicar o conhecimento quantitativo alcançado a partir do estudo da relação causa-efeito, por exemplo, no controle de **epidemias** ou na abordagem de urgências e emergências. Mas essa utilização não é suficiente para todas as áreas da saúde, visto não ser possível restringir o mundo da vida pela racionalidade sistêmica vigente, cartesiana e dominante[83,84].

Ao trazer o debate da pesquisa **qualitativa** para o campo da saúde, a pesquisadora Maria Cecília Minayo[87] destaca que a ampliação das bases conceituais teóricas e metodológicas não tornam as ciências da saúde menos científicas, pelo contrário, as aproximam com maior clareza dos fenômenos estudados e da produção do conhecimento.

Nessa direção, a **linguagem** é fundamental para compreender os fenômenos e resgatar uma prática reflexiva, sem idealizações ou normativas, visto que não existe um cuidado ideal, mas sim uma troca de saberes entre os envolvidos no processo e que juntos poderão deliberar pela melhor tomada de decisão. A linguagem será mais válida quanto mais provocar o diálogo, enquanto um caminho de se relacionar com determinado assunto, consigo mesmo e com os outros.

A **proposta** não é acabar com a razão, mas resgatar uma compreensão ampliada das ciências da vida, ao unir a teoria e a prática para melhorar a visão de mundo, as relações e as experiências das pessoas envolvidas.

Por isso, para as práticas de saúde em geral, propõe-se buscar a construção dialógica da razão em uma prática investigativa menos mecanicista-normativa e mais focada no cuidado, valorizando experiências que permitam entender a complexidade do ser humano. Dessa forma, a evolução científica pode ser facilitada em todos os segmentos de estudo. E, no caso da saúde, esse **amadurecimento** implementa-se por meio de mudanças no pensamento e na prática assistencial, influenciando a qualidade da assistência prestada aos pacientes. Todavia essas mudanças, ainda que representem avanços no cuidado, nem sempre foram ou são facilmente incorporadas pelos profissionais de saúde e pacientes.

Se lembrarmos na história, foram necessários mais de 100 anos para que as descobertas sobre como prevenir **escorbuto** em alto mar fossem implantadas como medida de proteção de saúde. Em 1601, o capitão inglês James Lancaster descobriu que a adição de três colheres de suco de limão na dieta dos marinheiros reduzia completamente a chance de adoecer pela doença. Todavia, foi somente em 1795 que a marinha inglesa adotou essa prática para as suas embarcações[93].

Percebe-se, portanto, que diversos fatores influenciam para que um **conhecimento** seja incorporado na prática em saúde. No caso da vitamina C, somente a descoberta dos benefícios da sua utilização não foi suficiente para a rápida difusão e aplicação deste saber. Além de tempo, novos pesquisadores e experiências foram necessários para eliminar o escorbuto da marinha mercante[93].

Até 1900, a humanidade levava cerca de 100 anos para dobrar o conhecimento acumulado. Na metade do século XX, esse tempo reduziu para 25 anos. Hoje, este conhecimento dobra a cada 18 meses. Ainda que não haja consenso entre as **métricas** utilizadas para medir este crescimento, cujas variáveis incluem os temas, os períodos, os tipos de publicação e os locais, é notável o aumento das pesquisas[94].

Também o acesso às pesquisas foi ampliado nas últimas décadas, em especial pela informatização. Entretanto, é difícil o profissional de saúde manter-se atualizado, com tantas pesquisas e **publicações**. Na área de práticas integrativas e complementares, por exemplo, atualmente existe mais de 1 milhão de estudos científicos na Biblioteca Virtual de Saúde em Medicinas Tradicionais, Complementares e Integrativas (BVS MTCI)[o]. O grande número de estudos cria um desafio para qualquer pesquisador neste campo.

Com o objetivo de facilitar o acesso às evidências disponíveis e identificar lacunas do conhecimento, foram desenvolvidos métodos de revisão para sintetizar o conhecimento produzido. As **revisões** na área da saúde propiciam a melhor decisão clínica, favorecem o planejamento e a administração de serviços de saúde, a definição de políticas e de programas a serem implantados, além da definição de novas estratégias de pesquisa[95].

Há 14 tipos mais comuns de revisões, em que se destaca o método de **mapa de evidências**, por utilizar representações gráficas (ou dinâmicas, por meio de bancos de dados *online* interativos) que facilitam a interpretação dos resultados[96]. Retomando o exemplo das PICS, mapas de evidências clínicas sobre PICS[p] apresentam as pesquisas disponíveis na BVS e em outras bases de dados. Assim, os mapas se tornam instrumentos úteis para a tomada de decisão para gestores, profissionais de saúde e pacientes[97].

---

o   http://mtci.bvsalud.org/en/
p   https://mtci.bvsalud.org/pt/mapas-de-evidencia-2/

Nesse cenário dinâmico, estima-se que o tempo médio atual para aplicar uma descoberta científica, em favor da sociedade, é 17 anos[98]. Entretanto, o **distanciamento** entre pesquisa e prática vai além da questão temporal, pois questões de segurança e efetividade continuam sendo desafios para a translação do conhecimento, especialmente quando as evidências não são demonstradas através de estudos quantitativos, como é o caso de muitas práticas de saúde que também demandaram mais de século para serem reconhecidas.

Em 1854, **Florence Nightingale**, considerada a primeira teorista da área de enfermagem, indicou a aplicação de óleo essencial de lavanda (*Lavandula angustifolia*) na região frontal dos soldados feridos durante a Guerra da Crimeia com a finalidade de acalmá-los. Mas somente em 1997 o Conselho Federal de Enfermagem incluiu algumas práticas alternativas como especialidade. E em 2016, Gnatta e colaboradores[99] resgataram essa história e conectaram essa prática com teorias de enfermagem, contribuindo para a divulgação e a implementação da aromaterapia como prática assistencial da profissão. Implicitamente, também é resgatada a concepção de Florence, que considerava a enfermagem uma arte, um processo reparador, que deveria colocar o paciente na melhor condição para que a natureza aja sobre ele.

Dessa forma, retoma-se o conceito de saúde proposto pelos grandes filósofos gregos como Aristóteles, Platão e Hipócrates: a saúde entendida não como algo que o médico traz por si só, mas sim como algo que só pode acontecer por meio do médico ajudando a **natureza** a curar a si mesma. Saúde enquanto a autorrestauração do equilíbrio, sendo que o papel dos profissionais de saúde é permitir os meios necessários para que este estado de equilíbrio se restabeleça sozinho a partir de si mesmo[100].

A saúde nesse sentido é entendida como estado de **equilíbrio** e o papel da equipe de saúde compreendido como facilitador do processo de cuidado, não restrito ao controle de sintomas. Segundo Ayres[84], a atitude cuidadora deve se expandir para a totalidade das reflexões e intervenções no campo da saúde.

Para alcançar esta condição, deve-se buscar a mudança na produção de conhecimento desenvolvida pela ligação da verdade com a linguagem, e buscar compreender a saúde a partir dos **significados** que as pessoas conferem a esse fenômeno. E, ainda, em uma perspectiva multidimensional, abandonar a ideia de doença apenas como distúrbio morfofuncional, com vistas a individualizar o cuidado e compreender o equilíbrio dinâmico como potencialidades para a saúde e para a vida.

Nessa compreensão, é necessário incluir a razão, a linguagem e o fenômeno na concepção de um paradigma, enquanto modelo a ser relativizado, que permita compreender o processo de mudança em uma perspectiva sistemática e complexa. Essa perspectiva deve orientar as pesquisas da área da saúde na busca da verdade, a partir de diferentes desenhos de pesquisas quantitativas, **qualitativas e mistas**, e também se beneficiará de pesquisas sobre práticas integrativas e complementares e em saúde consciencial, que contribuem para o repensar dos paradigmas em saúde.

Pesquisa em Saúde Integrativa

As pesquisas na área da saúde provocam **embates** constantes entre os profissionais de saúde e as PICS, pois é complexo pesquisar, dentro dos parâmetros da ciência biomédica, diferentes racionalidades médicas e práticas alicerçadas em outros paradigmas. Inúmeras vezes, as metodologias aceitas pela sociedade científica, principalmente a ocidental, não são ferramentas adequadas na avaliação das PICS.

Como consequência, são apontadas barreiras potenciais para pesquisas em práticas complementares, como os diferentes conceitos de saúde e doença, falta de concordância entre critérios diagnósticos, visões contrastantes entre o processo terapêutico e **diferentes teorias** sobre a etiologia das doenças.

A mera transferência da concepção de pesquisa científica ocidental, segundo princípios positivistas, pode estar em desacordo com os fundamentos holísticos nos quais as práticas complementares se estruturam. Seriam muito mais problemas paradigmáticos, de transição de diferentes visões de mundo, do desafio de **integração** desses conhecimentos, do que propriamente a falta de evidência e efetividade clínica das práticas[101].

Uma das dificuldades é realizar estudos clínicos que considerem a **individualização** e os fatores subjetivos relacionados ao tratamento das PICS. A biociência e suas partes mais duras têm sido reconhecidas como as únicas a produzir verdades sobre saúde e doença, monopolizando a formação de especialistas, retroalimentado pelo formato fragmentado das pesquisas[102], como, por exemplo, o estudo de apenas uma resposta fisiológica ou um desfecho em saúde.

Em pesquisas sobre **homeopatia**, por exemplo, ainda que os resultados sejam favoráveis, estes não foram suficientes para mover a comunidade científica sobre a dificuldade de enquadramento do saber e da prática homeopáticos no corpo teórico biomédico[102].

Já na **fitoterapia**, os estudos mais numerosos e crescentes são com enfoque e objetivo etnobotânico e farmacológico. Todavia, trazem o risco de que o uso das plantas nas formas não industrializadas, mais frágeis, seja substituído progressivamente pelo uso de fármacos sintéticos e pela fitoterapia industrializada. Essa substituição desestimularia a difusão do conhecimento relativamente seguro e simples do uso popular e profissional de plantas nativas, *in natura* ou com manipulação artesanal local, acessível para profissionais da atenção primária à saúde e população[102].

Uma forma de pesquisar em PICS é buscar sua legitimização- -institucionalização através da ciência, por meio de metodologias quantitativas e estudos de laboratório. Outra forma é construir "sabedoria social" para **valorizar** o que hoje não é reconhecido como ciência e quebrar seu privilégio de dizer o que é ou não importante, por meio de ação política, social e institucional. E, dessa forma, reconhecer verdades e eficácias de forma distintas da medicina ocidental, pautadas em seus próprios critérios, "através de uma abordagem científica que busque distanciamento e relativização da medicina oficial"[102:271].

A análise de experiências de PICS e o desenvolvimento de metodologias de aproximação com o universo institucional das PICS, "tipo pesquisa-ação ou avaliação de caráter participativo, podem contribuir para uma maior **visibilidade** e desdobramento institucional de pesquisas, além da produção de conhecimento e sua circulação acadêmica"[102:278].

Assim, pesquisar em PICS demanda considerar os diferentes critérios classificatórios de adoecimentos, causas e evolução das doenças, muitas vezes altamente **artesanais** e individualizantes quanto ao diagnóstico e ao tratamento, e divergentes da medicina ocidental[102].

Diferentes **metodologias** e desenhos de estudo buscam aproximar os pesquisadores da realidade vivenciada pelas pessoas e comunidades, de modo a produzir um conhecimento que realmente atenda às necessidades de pacientes, profissionais de saúde e gestores. As pesquisas de eficácia comparativa[103] são exemplos destas metodologias que buscam comparar os benefícios e danos de métodos alternativos, incluindo desde novos medicamentos até PICS, para prevenir, diagnosticar, tratar e monitorar uma condição clínica ou para melhorar a prestação de cuidado, com foco na relação entre profissionais de saúde e pacientes.

Ensaios clínicos são valiosos reguladores de segurança e **eficácia**, todavia são também silenciadores da voz dos doentes e profissionais da saúde. As relações de confiança, os sentidos, as palavras, os gestos, as relações e os cuidados do contato com o curador precisam ser mais valorizados na pesquisa em saúde[102].

Parte do tratamento nas PICS é relacionado à individualização do cuidado e ao desenvolvimento do **empoderamento** do paciente sobre seu estado de saúde e doença. Por isso, pensar o efeito placebo como resultado da relação profissional-paciente (ou no caso da pesquisa, pesquisador-objeto do estudo) é considerar que esse momento de troca no consultório (espaço de pesquisa) é relevante para o processo de cuidado.

Muitas foram as mudanças que ocorreram no processo de produção do conhecimento relacionada às PICS. Por exemplo, há 50 anos, a **meditação** era considerada charlatanismo e a possibilidade de ser considerada como tratamento médico soava absurda. Entretanto, o desenvolvimento de estudos científicos e o mapeamento das mudanças fisiológicas provocadas pela prática mudaram esse cenário. Atualmente, as práticas mente-corpo, termo como algumas PICS são conhecidas na língua inglesa, crescem em popularidade[104].

Historicamente, essas práticas têm sido usadas para promover o florescimento, a percepção, a paz, a iluminação e a conexão humana. Hoje, muitas pessoas são atraídas por essas práticas por seus **benefícios** físicos e mentais percebidos na saúde e no alívio do estresse[104]. Assim, questiona-se quais fatores foram fundamentais para gerar essa mudança de paradigma.

Entretanto, ainda há dificuldades em se reconhecer o potencial de **prevenção** da medicina mente-corpo, advindas da limitação em enxergar esse processo de cuidado dentro de um modelo de tratamento predominantemente construído com foco na reação às doenças[104]. Por isso é fundamental explorar como ocorrem as mudanças no processo de produção do conhecimento em saúde, que favoreçam a expansão da aplicação preventiva dessas práticas.

A Ciência pela Ótica de Fleck

O processo e a produção do conhecimento foram amplamente estudados por Ludwik **Fleck**, médico-filósofo polonês. Sua visão se contrapõe ao modelo positivista, em que a pesquisa é isolada do pesquisador, e em que a verdade existe por si, e nos ajuda a compreender a relação intrínseca entre o saber produzido e a comunidade que o produz. Seu trabalho, considerado pioneiro e ainda hoje instigante, influenciou pesquisadores, historiadores, sociólogos e filósofos da ciência, tais como Thomas Kuhn. Para compreender suas ideias, é importante nos familiarizarmos com os conceitos que ele propõe, alguns dos quais são considerados precursores e aproximados às noções de épistémè de Michel Foucault, e de paradigma de Thomas Kuhn[105].

Para Fleck, o **saber** é uma atividade social por excelência e não pode ser compreendido como ato individual[106]. É pensado por um conjunto de pessoas e compõe seu Estilo de Pensamento (EP), definido como o modo de ver, entender e conceber a partir de um determinado contexto bio-psico-social[107]. Cada conjunto de pessoas, por sua conta, é denominado Coletivo de Pensamento (CP), e caracterizado como a comunidade de pessoas que reúne e condiciona o saber de um determinado EP. Os CP são estabelecidos por meio de círculos esotéricos, formados por grupos de cientistas que produzem conhecimento, interagindo com círculos exotéricos, comunidade fonte para a produção e consumidora do conhecimento produzido.

Na visão de Fleck, um **coletivo** bem organizado é o portador de um saber que supera em muito a capacidade de qualquer indivíduo, pois a estrutura social favorece o esforço organizado na divisão de tarefas, colaboração e intercâmbio recíproco de ideias, entre outras vantagens[108]. Como efeito, o EP quase sempre imprime uma força compulsória ao pensamento do indivíduo vinculado a um coletivo, visto ele raramente, ou quase nunca, estar consciente do EP prevalente. O EP consiste, assim, em um perceber dirigido, predispondo o indivíduo e o grupo para um sentir seletivo e para a ação consequentemente dirigida.

Fleck se dedica a demonstrar a importância da densidade das interações que ocorrem na ciência moderna, e que contribuem com a estabilidade e a universalidade da ciência ocidental. Tais interações permitem homogeneizar ideias e práticas e permitem criar uma ***harmonia das ilusões*** que primeiramente irá tentar adequar um novo conhecimento ao fato científico já aceito pelo coletivo ou então tal conhecimento será eficientemente neutralizado por este coletivo[109]. Os neoconceitos propostos por Fleck estão sintetizados no quadro a seguir:

Quadro 1. Descrição dos conceitos propostos por Ludwik Fleck[106].

Conceito	Descrição
Coletivo de Pensamento	A ciência é algo realizado cooperativamente e pode ser caracterizada por diferentes grupos e seus estilos de pensamento.
Estilo de Pensamento	Modo de ver, entender e conceber um corpo de conhecimentos e práticas a partir de um contexto bio-psico-sócio-cultural.
Mudança no Estilo de Pensamento	É o processo fundamental para que ocorra o progresso do conhecimento, sendo dividida em três etapas: 1) instauração do novo estilo de pensamento; 2) extensão — formação de conceitos; 3) transformação — construção do fato científico.
Fato científico	Teoria histórico-evolutiva do conhecimento.
Círculo esotérico	Produtores de conhecimento em relação a outro coletivo.
Círculo exotérico	Fonte para a produção do conhecimento e consumidores do produto em relação a outro coletivo de pensamento.
Coerção do pensamento	Modo de regular um estilo de pensamento.
Historicidade do saber	Admite um modelo de produção do conhecimento interacionista entre sujeito e objeto e evidencia a concepção dialética da verdade.
Interdisciplinaridade	Diferentes coletivos e estilos de pensamento podem interagir nas zonas fronteiriças — espaços de transição — para a construção do conhecimento.
Harmonia das Ilusões	Adequação de novos conhecimentos àqueles previamente estabelecidos, visando à manutenção de um estilo de pensamento.
Matizes	A visão intermediária do coletivo quando ocorre a coexistência de diferentes estilos de pensamento.

Fonte: Löwy[109], Cutolo[107], Fleck[108].

Para Fleck[108], o **conhecimento** é percebido como capacidade humana de discutir e de analisar no coletivo as relações dos seres humanos, de si mesmos e do ambiente em que vivem, na teoria e na prática, e resultado do processo social humano desde o início da civilização.

O objetivo ambicioso de Fleck foi desenvolver uma **epistemologia comparativa**, como "a ciência da ciência" que poderia explicar como as ciências modernas e contemporâneas trabalham, ou seja, se constituem e relacionam, e como essa relação não pode ser separada da cultura e da sociedade onde está inserida[109].

Nesse sentido, a produção científica produzida a partir da pesquisa é fundamental para a **manutenção** de um estilo de pensamento, visto que permite a circulação do conhecimento entre os círculos esotérico e exotérico e a coerção do pensamento.

Segundo Fleck[108], toda teoria científica tem uma época de classicismo, em que somente existem situações que se encaixam perfeitamente nela, e outra de complicações, onde começam a aparecer as exceções, sendo que, ao final, as exceções superam os casos regulares. Nesse momento, ocorrem o **rompimento da *harmonia das ilusões*** e a instauração de um novo estilo no coletivo de pensamento. Dessa forma, a renovação científica demanda o acúmulo de resultados desastrosos ou de exceção, que desqualifiquem a verdade instaurada, e permitam o surgimento de uma nova verdade, que possa explicar os novos resultados encontrados.

Como exemplo de conhecimento que promoveu mudança no estilo de pensamento dos coletivos na época, pode-se citar a obra A Origem das Espécies de Charles **Darwin**, primeiro gerando refutação e descrédito sobre o autor e, posteriormente, reconhecendo a validade do fato científico proposto e a sua devida importância para as ciências.

A ruptura da *harmonia das ilusões* caracterizada por Fleck não ocorre de forma linear entre os pesquisadores de um coletivo, mas de maneira assimétrica, gerando dissenso e potenciais dissidências. Atualizadas para os tempos atuais, de rápida propagação na era da informação, estas **dissidências** encontram espaço para se pronunciarem diretamente aos círculos exotéricos de consumidores, através da comunicação de massa. Tal fenômeno tem gerado cada vez mais conhecimento heterogêneo e demandado maior criticidade das pessoas.

Ao aplicar a teoria de **Fleck** à produção de conhecimento em saúde, as diferentes racionalidades médicas e práticas de saúde compõem estilos de pensamento, formados por coletivos que estudam e usam essas práticas.

Nessa ótica, o conhecimento produzido e aplicado na medicina ocidental é tão subjetivo, impreciso e participativo quanto o das outras racionalidades médicas e PICS, por representar o EP do coletivo que o constrói e condiciona. Essas limitações do método científico na medicina ocidental só não são percebidas quando estamos imersos nesse CP, convivendo em **harmonia** com a *harmonia das ilusões*.

Nesse sentido, para que ocorra o progresso do conhecimento, é fundamental fomentar **mudanças** nos estilos de pensamento, a partir de uma abordagem crítica do que constitui o saber científico. A legitimação de outros EP, através das PICS, é uma alternativa para ampliar a percepção sobre as limitações e potencialidades de cada EP, convidando os diferentes CP a interagir em zonas fronteiriças — espaços de transição — para a construção do conhecimento de forma interdisciplinar.

No final do século XIX, as ciências haviam se dividido em muitas disciplinas e a busca pela interação e a promoção de um diálogo despertou o interesse pela **interdisciplinaridade**, buscando conexões mais profundas entre as ciências. Este movimento pode conduzir à transdisciplinaridade, entendida como integração global das ciências[110].

Entretanto, é importante identificar o grau de **autonomia** de cada disciplina durante a integração e interação entre as diferentes áreas de conhecimento. Uma armadilha positivista no processo é tentar analisar e compreender as diferentes áreas da ciência sob o mesmo método ou sob a mesma lógica. Como exemplo dessa armadilha, Pereira[110] apresenta "a notória e por vezes ideológica apropriação do conceito de evolução de Darwin sobre a natureza, sendo aplicada para se pensar e compreender a sociedade".

Na década de 1950, a medicina preventiva se libertou da noção de unicausalidade de doenças, fundamentada na bacteriologia, que se tornou insustentável para explicar a doença como o efeito da atuação de um agente patogênico, e passou a adotar o modelo da **multicausalidade**. A partir desse momento, a ideia de equipe de saúde apareceu respaldada principalmente pela noção de atenção integral ao paciente, todavia com centralidade no trabalho do médico[111].

A expansão da medicina comunitária exigiu uma nova estruturação dos elementos que compõem a prática médica, de modo a incorporar o trabalho complementar e interdependente entre os distintos trabalhadores de saúde. Dessa forma, o **trabalho em equipe** é uma resposta à necessidade de integração das disciplinas e das profissões, imprescindível para o desenvolvimento das práticas de saúde a partir da nova concepção biopsicossocial do processo saúde-doença[111].

A prática em saúde pode se beneficiar da **coexistência** de estilos e coletivos diferentes, que acolham as variadas visões de mundo e busquem ampliar o processo saúde-doença-cuidado, especialmente se nesse processo ajudarem a romper a *harmonia das ilusões* de estilos de pensamento refratários e desumanos.

A ciência já dispõe de desenhos e ferramentas de pesquisas em saúde que podem ajudar a modificar o paradigma biomédico vigente, todavia, ampliar esse paradigma é atuar no contrafluxo e, mais do que evidências, exige uma **mudança de postura** dos pesquisadores e profissionais de saúde, para:

1. Refletir criticamente sobre conceitos de saúde e cuidado, além do normativo-ideal, apoiados nas pesquisas quantitativas e qualitativas e nas diversas racionalidades médicas e práticas integrativas e complementares.

2. Reconsiderar papéis profissionais e a forma de trabalho, analisando os interesses financeiros na área da saúde, o uso de tecnologias acumulativas, invasivas e dispendiosas para os usuários e sistemas de saúde, a crescente medicalização da vida, os limites do modelo atual para promover o empoderamento dos usuários e a falta de exemplarismo terapêutico.

3. Experimentar outros paradigmas de saúde, seja a partir de vivências pessoais ou da construção de cuidado com os pacientes, considerando referenciais transcendentes à medicina ocidental, tais como as bioenergias, a multidimensionalidade, a existência de várias vidas e as relações entre as consciências antes desta vida física.

De modo a promover tais mudanças de postura, é fundamental que os profissionais busquem conhecer e exercitar o processo de pesquisa além da prática profissional da saúde, e o exerçam também na pesquisa consigo mesmo, visando aumentar sua compreensão da realidade das demais consciências, e da própria autoconsciência, com foco na **interassistência**.

As **pesquisas** que você utiliza de referência para *__orientar seu cuidado__* e sua prática em saúde são *majoritariamente quantitativas, qualitativas ou mistas*? Você consegue **identificar** os *coletivos e estilos de pensamento* que **conversam** com o seu *cuidado e prática* em saúde?

Capítulo 5
Relações entre Saúde e Consciência

> "Existem momentos na vida onde a questão de saber
> se se pode pensar diferentemente do que se pensa,
> e perceber diferentemente do que se vê, é indispensável
> para continuar a olhar ou a refletir."
> Michel Foucault (1926–1984)

Até que ponto a *saúde é a expressão dos traços pessoais, do temperamento e da essência consciencial*? Quanto as **pesquisas em saúde** podem se beneficiar destas relações? Os objetivos deste capítulo são explicitar as *conexões indissociáveis entre saúde e consciência* e apresentar noções da **pesquisa da consciência** e as bases da *pesquisa conscienciológica*.

Vivemos um grande **paradoxo**: se, por um lado, desejamos respostas seguras, que nos tragam certezas, em vários campos da vida, inclusive na saúde; por outro, desejamos individualidade, liberdade para pensar, experimentar e viver com autonomia. Mas como construir certezas em meio a tanta subjetividade? Como replicar, padronizar, ou obter representatividade nos achados científicos diante de traços personalíssimos? Estamos dispostos a renunciar à solidez das certezas e assumir a fluidez das subjetividades inerentes a nossa essência?

As relações entre saúde e consciência percorreram essa obra, e aqui vamos aprofundar a criticidade de construirmos conhecimento sobre consciência que dialogue com as pesquisas em saúde. A compreensão da saúde passa por compreender a condição humana, em toda a sua complexidade, tendências, virtudes, percalços, aproximações, individualidade e heterogeneidade. Mas trilhar o caminho da investigação da consciência demanda nos apropriarmos da **realidade intangível** que existe dentro e fora de nós.

A consciência abordada neste capítulo pode possuir diferentes **significados**, a depender do paradigma utilizado. É a essência, o ser, o ego, a alma, *o self*, a personalidade, a mente, a psique, entre outros sinônimos. O relevante é o traço de incerteza, subjetividade e individualidade que transcorre todos esses significados.

A cientista social Brené Brown[q] ficou mundialmente conhecida por pesquisar o poder da **vulnerabilidade** e ressignificar a importância de outros sentimentos desconfortáveis, como a vergonha e o medo, na construção de características socialmente valorizadas, como a coragem, a empatia e a liderança. Seu lema atual tem sido "coragem acima do conforto", que convida à mudança.

Conquistar esse olhar positivo e benevolente diante das fragilidades pessoais, num crescendo que inicia na curiosidade, passa pelo interesse e alcança a alegria genuína de estar diante de algo novo e desconhecido, é factível a qualquer pessoa. Eis aí a oportunidade

---

q A apresentação da autora sobre o Poder da Vulnerabilidade está disponível em: https://www.ted.com/talks/brene_brown_the_power_of_vulnerability?language=pt-br

de descobrir, vivenciar e realizar algo que antes era invisível. Mas essa postura demanda a **desconstrução** de modelos, crenças e valores socialmente construídos e introjetados em nossas mentes. Alguns dos quais, vêm endossados com a tarja certificadora da ciência, da moralidade ou da fé.

Revisar **modelos de referência** é essencial para cada um reconstruir sua relação consigo mesmo e, conjuntamente, com sua saúde, até o ponto de sermos capazes de aplicar esse mesmo interesse diante do desconhecido com relação à saúde pessoal. A visão de mundo que permeia a relação da pessoa com sua saúde estabelece a relação consigo mesma enquanto expressão da sua consciência.

Muitas medicinas tradicionais que compõem as práticas integrativas e complementares em saúde também se estruturam a partir dessa compreensão de que o funcionamento do organismo interage continuamente com as atitudes, os sentimentos e os pensamentos do ser humano. Alguns exemplos são a medicina tradicional chinesa, a medicina antroposófica e a medicina ayurvédica. Essas racionalidades médicas promovem uma **visão ampliada** de estar no mundo *versus* uma explicação dual comum à medicina atual, que divide ações e atitudes em certo-errado, bom-ruim, culpabilizando atitudes e buscando o controle dos corpos.

Ainda assim, pesquisadores que estudam a consciência podem não perceber essa relação entre saúde e **consciência**. Por consequência, essa relação não será expressa nas suas pesquisas e não será apresentada aos profissionais e pacientes que se utilizam do conhecimento produzido, restringindo os benefícios de uma prática como a meditação enquanto redução do estresse, sendo que os efeitos subjetivos podem incluir uma melhor relação consigo mesmo e com as incertezas da vida.

Construir as bases para uma **melhor saúde**, que alcance benefícios ainda não usufruídos, e integre as características pessoais dos indivíduos, requer aproximar os conceitos de saúde e consciência da subjetividade e compreender como nossa consciência funciona através da pesquisa da consciência.

Pesquisa da Consciência na Ciência

O tema consciência é considerado o mais importante **desafio científico** atual[112] e, não raro, uma perturbação ou incômodo para a ciência[67:28]. Em neurociência, a consciência é fluxo contínuo somente acessível ao indivíduo experimentador, e esse caráter subjetivo está entre os maiores obstáculos para a análise metodológica, daí a limitação científica em estudá-la.

Para o cientista Dean Radin, do Institute of Noetic Sciences, na Califórnia, que estuda fenômenos psíquicos há mais de 40 anos, as **neurociências** hoje veem a consciência como sendo gerada pela atividade cerebral, entretanto, aponta que os fenômenos psíquicos transcendem estes limites:

> "Isso sugere que a única maneira pela qual a mente pode obter informações sobre o mundo é através dos sentidos convencionais, que são pressupostos como restritos pelos limites clássicos do espaço e do tempo. Os fenômenos psíquicos indicam que a mente pode transcender esses limites e obter informações sem considerar restrições de espaço ou tempo. Psi, portanto, desafia fortemente a visão predominante da neurociência"[113:325].

Os diferentes **paradigmas científicos** interferem nas pesquisas que abordam a autoconsciência, inclusive na área da saúde. O grande desenvolvimento das técnicas estatísticas, em fins dos anos

40, relegou para segundo plano os métodos de pesquisa que pareciam demasiadamente ligados a influências da psique individual[114].

O behaviorismo também contribuiu para a marginalização do estudo acadêmico da consciência e demorou quase um século para se tornar cientificamente aceitável. Dean Radin destaca que agora a consciência é um **tema popular** nas universidades ao redor do mundo, todavia, os fenômenos psíquicos ainda são muito desafiadores para a academia:

> "A perspectiva convencional de neurociência compreende a consciência através da lente da visão de mundo científica dominante, que considera a realidade como puramente niilista, sem sentido e sem propósito. Nessa perspectiva, a consciência, portanto, também não tem sentido"[113:327].

Para Dean Radin[113], este é o paradigma predominante na ciência hoje, e, como tal, está sendo fortemente defendido pelo *mainstream*. Enquanto isso, a visão de mundo alternativa, que considera a consciência como fundamental, é provavelmente mais correta, mas definitivamente não faz parte da ciência dominante. Um número crescente de cientistas e estudiosos está começando a entender que a **visão de mundo dominante** é limitada e, como tal, começam lentamente a encarar a visão de mundo alternativa como mais atraente.

Tal mudança demonstra o desgaste das **explicações reducionistas** na ciência e sugere a ampliação da concepção de racionalidade admitida hoje, o que para alguns pesquisadores indica o surgimento de um novo paradigma filosófico e científico para os sistemas físicos, biológicos e humano-sociais[21].

Estudos embasados em outras visões de mundo podem ser desenvolvidos a partir de diferentes paradigmas, metodologias e métodos. Independentemente das escolhas, é necessário considerar que a essencialidade do **rigor metodológico** consiste na coerência entre seus principais elementos: o paradigma que norteia a pesquisa, a metodologia de escolha e os métodos utilizados para seu desenvolvimento[115].

Os **paradigmas prevalentes** no pensamento ocidental são o positivismo, o interpretativismo e o crítico. No primeiro, os fenômenos são estudados de forma objetiva e a observação consiste na principal estratégia para gerar conhecimentos e confirmar hipóteses. Este é o modelo mais utilizado para orientar as pesquisas em biomedicina e na perspectiva tradicional de neurociência. No segundo, a ciência é construída mediante atribuição de significados aos fenômenos, de modo intersubjetivo. O papel do pesquisador consiste na compreensão e descrição dos significados atribuídos às experiências concretamente vividas pelas pessoas. No terceiro, estudos são desenvolvidos para propiciar mudanças de interesse social e, portanto, devem estar integrados à prática. Cabe ao pesquisador buscar a conscientização de si e dos demais participantes da pesquisa, o que requer compreensão e análise abrangentes da situação real, para que formas alternativas de lidar com problemas e seus respectivos equacionamentos possam ser identificados[115].

Enquanto realistas defendem um mundo material que existe independente dos observadores, idealistas argumentam que o mundo existe fundamentalmente em nossas mentes. Essas diferentes formas de perceber o mundo influenciam a escolha de pesquisadores por **métodos de pesquisas**, no primeiro caso, quantitativos e no segundo, qualitativos. Ao perceber essa relação epistemológica, pode-se entender o problema filosófico ao tentar combinar realismo/positivismo com construtivismo/interpretativismo[90].

Alguns **formatos de pesquisa**, especialmente qualitativos, possibilitam o estudo da consciência, como a fenomenologia, ao explorar a essência da consciência a partir dela mesma[116]; a teoria crítica, ao criticar e tentar modificar a sociedade; o feminismo, ao questionar papéis sociais[90]; a história oral, ao tentar compreender a subjetividade do indivíduo[114], a hermenêutica, ao propor a fusão de horizontes por meio do diálogo[117], a conscienciologia, ao focar o objeto de estudo no próprio ser consciente que se autopesquisa, entre outros.

A biologia, a psicologia e também a sociologia, desde o século passado, apoderaram-se da **psique** como objeto de estudo, inclusive os sonhos, o inconsciente e a subjetividade. Ainda que o subjetivo seja compreendido como sensações intraduzíveis, é próprio do indivíduo tentar compreendê-las e transmitir aos outros o que compreendeu, por isso a necessidade de refinar os instrumentos de trabalho científicos para se ter êxito. Com esse refinamento, é possível ofertar conhecimento e tecnologia para as pessoas otimizarem sua saúde e se desenvolverem a partir da própria experiência.

Outras áreas do conhecimento também se propõem a estudar a consciência e suas manifestações, a partir de diferentes paradigmas. Entre essas áreas, está a **conscienciologia**, que enfoca a pesquisa da consciência e convida os diversos ramos da ciência a promoverem pesquisas sobre o considerado invisível, intangível e até absurdo. Composta por voluntários, professores, alunos e pesquisadores, produz verdades relativas de ponta (verpons) a partir do paradigma consciencial.

A **pesquisa conscienciológica** instiga os pesquisadores a desenvolverem o pensamento crítico sobre o subjetivo e indissociável, ao propor uma forma de se fazer ciência por si e sobre si (autopesquisa), para todos e em benefício do Cosmos.

Pesquisa da Consciência na Conscienciologia

A **neociência** conscienciologia define a consciência enquanto personalidade integral, além dos limites da pessoa humana, incluindo, portanto, o *parapsiquismo*, ou seja, as percepções extrassensoriais transcendentes aos sentidos humanos. Na abordagem conscienciológica, estuda-se a consciência considerando o período anterior ao seu renascimento nesta vida humana e as vivências posteriores ao descarte do corpo humano ou morte biológica[65].

Segundo Vieira[67:23], propositor da conscienciologia, o paradigma newtoniano-cartesiano-mecanicista mantém os cientistas em uma profunda e sistemática **ignorância** em relação ao parapsiquismo, à interdimensionalidade e à realidade da consciência. Devido a essa limitação, a ciência *não consegue responder aos porquês* indagados pela consciência quanto à compreensão da sua própria personalidade complexa.

A abordagem científica do **parapsiquismo**, proposta pela conscienciologia, não é o mesmo que quatro outras realidades, da qual precisa ser diferenciada: o ocultismo ou autismo grupal popularesco, o comercialismo inapropriado, o sensacionalismo e a mistificação solerte[67:25].

Na perspectiva conscienciológica, a **subjetividade** é inerente à ciência, pois a objetividade é impotente para estudar o conhecimento subjetivo[67:15]. E, mesmo ao estudar o objetivo, é o pesquisador que decide subjetivamente aceitar ou não as provas objetivas nos achados científicos. Entretanto, o mito da neutralidade científica se estende além da subjetividade do pesquisador, ao reconhecer as influências que este produz, através das próprias energias, no experimento observado.

A ciência, quando madura, é assentada na liberdade cosmoética tanto dos seus **fins**, no que tange ao uso e à aplicação do conhecimento produzido, quanto dos seus meios, em relação aos métodos e à honestidade da pesquisa[67:25]. A ciência imatura, por outro lado, esquiva-se da finalidade, satisfazendo-se em apreciar o método aplicado, não raro após compartimentar o objeto pesquisado, a ponto de impedir a visão quanto a sua totalidade.

As limitações da ciência ocidental favoreceram a crise paradigmática e o florescimento de novos paradigmas, que coexistem de algum modo pacificamente com o paradigma tradicional[67:28]. Nesse contexto, o melhor é ir além, e produzir a **integração** da ciência convencional com o paradigma consciencial, preferindo a teoria mais simples capaz de explicar os fenômenos vivenciados.

Vieira[1:1137] entendia que, para a maioria das pessoas, ainda muito envolvidas com os postulados da ciência convencional, newtoniana-cartesiana, fisicalista, baseada no elétron e na matéria, a conscienciologia é considerada pseudociência. Desse modo, Vieira[1:738] reconhecia-se como microminoria na sociedade comum e científica. Entretanto, atualmente inúmeras consciências já desenvolvem pesquisas interparadigmáticas ou se aproximam do estilo de pensamento da conscienciologia, mesclando os princípios conscienciológicos com a ciência convencional em matizes e, a partir da **experiência pessoal**, desenvolvem a autopesquisa e ampliam a autoconsciência.

O médico e biólogo polonês Ludwik **Fleck**, no início do século XX, afirmava que todo o conhecimento científico é mutável, histórico e coletivo. Ao aplicar os conceitos de Fleck[108] para a conscienciologia, é possível reconhecer que Vieira, ao propor a neociência, desencadeou um novo estilo de pensamento dedicado a estudar a consciência, de acordo com o paradigma consciencial.

Vieira construiu **neologismos** para definir novos termos científicos e diferenciá-los de conceitos semelhantes já existentes, porém divergentes dos termos em proposição. Tal ação vai ao encontro da proposta de Fleck[108], que orienta a criar novos conceitos para descrever ideias que vão além daquelas previamente definidas por outro coletivo.

Promoveu ainda a organização de um coletivo de pensamento de **voluntários**, atuando enquanto professores, alunos e pesquisadores. Estes voluntários estão distribuídos em mais de 20 *instituições conscienciocêntricas* (ICs), cada qual dedicada a pesquisar e difundir diferentes temas ou especialidades conscienciológicas. As informações sobre as ICs existentes podem ser acessadas no Portal da Conscienciologia, disponível em www.conscienciologia.org.br.

Cada grupo de pessoas que compõem voluntariamente as diversas ICs diferencia-se, pouco a pouco, em um Coletivo de Pensamento (CP) próprio, ao reunir pesquisadores, alunos e pessoal de apoio técnico para pensar coletivamente a produção e a regulação de um Estilo de Pensamento (EP). O mesmo ocorre com os colégios invisíveis, os grupos de pesquisa e as empresas conscienciocêntricas, organizadas a partir do **voluntariado**, e que também produzem e aprofundam o conhecimento da conscienciologia.

Uma pessoa pertence, conforme já apontado por Fleck[108], a vários coletivos de pensamento ao mesmo tempo. Ao considerar a **realidade multidimensional**, a quantidade de EP e CP afinizados a essa pessoa se amplia ainda mais, devido às múltiplas vidas humanas acumuladas, intercaladas com períodos intermissivos, e que compõem a *holo*biografia pessoal.

Uma oportunidade para a identificação dos EP e CP da consciência são os Cursos Intermissivos, ofertados entre as vidas humanas. Segundo a pesquisadora Tathiana Mota[118:21], o **Curso Intermissivo** é um modelo educacional avançado, "com objetivo de esclarecer sobre a realidade multidimensional da consciência e aplicar ferramentas para aceleração evolutiva, visando à preparação para a próxima vida humana". Nestes cursos, a consciência é convidada ao autoenfrentamento da sua holobiografia, com oportunidade de revisar suas manifestações e conceitos e ampliar sua autoconsciência.

Assim, ao se considerar a realidade extrafísica, pode-se inclusive compreender as consciências **intermissivistas**, que fizeram Curso Intermissivo antes de renascer, como um coletivo de pensamento com um estilo que inclui o princípio da descrença, a multidimensionalidade, a interassistencialidade e a cosmoética.

Durante a atual vida, os EP pregressos podem ser relembrados e atualizados pela consciência, ou permanecerem latentes. De modo semelhante, as relações interpessoais de um coletivo do passado podem ser revividas na atual existência. As afinizações promovidas nos coletivos de pensamento permitem, à consciência lúcida, assistir seus grupos do passado, qualificados como *grupocarma*, **grupo evolutivo** ou família evolutiva.

Os conhecimentos acumulados pela consciência, vida após vida, compõem o conjunto das suas memórias, sendo denominado ***holomemória***. Didaticamente, tais conhecimentos são decompostos em *cons*, ou unidades hipotéticas de lucidez. A lucidez quanto aos EP e CP vividos no passado, através da recuperação dos *cons* registrados na holomemória, facilita ao autopesquisador a evitar repetições desnecessárias das suas vivências, abrindo espaço para autocognições novas e impulsionando a autoevolução.

A recuperação dos ***cons*** auxilia a consciência, dessa forma, na profilaxia da condição de *antepassado de si mesmo*, que caracteriza aquela consciência que vive, hoje, "repetindo, inconscientemente, tudo já feito e ultrapassado em várias vidas humanas prévias (Serie-xologia), por intermédio de *automimeses dispensáveis*, inconvenientes e contraproducentes perante a própria evolução consciencial"[119].

Tal consciência pode compor qualquer linha de conhecimento humana, inclusive a científica, contribuindo na sacralização das teorias, alijando a ciência e a si mesmo de qualquer renovação. A consciência perde assim a oportunidade de reciclar seus conceitos íntimos, ou seja, de realizar a **reciclagem intraconsciencial** e grupal.

Caso o coletivo de pensamento ao que pertence essa consciência avance nas ideias e ela se exclua do grupo por não admitir as mudanças, ocorre sua **dissidência** a menor, ou *mini*dissidência, em relação àquele grupo. O desconhecido, o impossível e o nunca são unidades de medida do nível evolutivo da consciência[75:107].

Um exemplo muito conhecido dessa minidissidência foi descrito por Vieira[75:436] como **Síndrome de Swedenborg**, que relata a mudança de abordagem científica para religiosa do cientista, filósofo e parapsíquico sueco Emanuel Swedenborg (1688–1772), depois de vivenciar uma experiência de clarividência. Em oposição, está a pessoa que recicla o conhecimento a ponto de romper os vínculos com seu coletivo de pensamento, em uma dissidência a maior do grupo evolutivo, ou *maxi*dissidência, como é a situação relatada pelo ex-sacerdote católico Marcelo da Luz[120], no livro: Onde a religião termina?

Nesse contexto, toda autopesquisa é independente e interdependente, ou seja, além da motivação pessoal, o ***paracientista*** participativo conta com outras consciências — intrafísicas e extrafísicas — na condição de *staff* ou equipe de trabalho em prol do amadurecimento pessoal[121].

Assim, pode-se ampliar o conceito de Fleck[108] e considerar um *paracoletivo* de pensamento que influencia o desenvolvimento de um *para*estilo. Dessa forma, uma importante contribuição da conscienciologia à teoria de Fleck[108] está na admissão da realidade multidimensional. Tal condição definirá a origem da consciência e sua bagagem de conhecimentos além dessa vida, extrapolando a mesologia e a genética, para alcançar a paragenética.

A concepção de ideia ou pensamento também se expande e passa a compor o **pensene**, o conjunto indissociável de pensamento-sentimento-energia. O efeito prático é a energia, impregnada de pensamento e sentimento, ser intercambiada entre as consciências, gerando influência prática além da esfera mental das ideias.

Fleck[108:49] já admitia a indissociabilidade entre pensamento e emoção, eis que "o conceito do pensamento absolutamente livre de emoções não tem sentido. Não existe estado livre de emoção da mesma forma que não existe racionalidade pura". Faltou a Fleck considerar a multidimensionalidade, para completar a concepção do pensene, e compreender que o conjunto dos pensenes ou **holopensene** é capaz de influenciar a atuação da consciência, na maioria dos casos de forma inconsciente, em sinergia com a influência do EP.

A aplicação do princípio da descrença, pela própria consciência, convida ao exercício de transpor o estilo de pensamento da conscienciologia e, ainda, de questionar os estilos de pensamento com os quais a consciência se identifica. Tal ação objetiva romper as fronteiras do conhecimento, na busca de novas *ver*dades *r*elativas de *pon*ta, ou **verpons**.

Entre as diversas técnicas propostas para esse fim, está a técnica da **tábula rasa** consciencial, que objetiva eliminar, durante um dia inteiro, os condicionamentos, as repressões socioculturais, a sacralização, as superstições e as lavagens cerebrais na análise de tudo que rodeia a pessoa. De maneira didática, sugere que ela se considere uma consciência não terrestre, recém-chegada neste planeta, por um dia[75:521].

Essa técnica apresenta a complexidade de exercitar a separação do estilo de pensamento do indivíduo que faz parte de um coletivo na sua **análise da realidade**. Se estilo é o modo de ver, entender e conceber um corpo de conhecimentos, o primeiro passo é reconhecer qual estilo orienta os valores e as decisões de uma pessoa.

As técnicas e os **experimentos** oferecidos pela conscienciologia podem auxiliar as pessoas e os CP que elas integram a enxergar além dos próprios EP. Tal compreensão dos diferentes estilos é necessária ao incorporar experiências e outras estratégias para compreender a evolução do conhecimento e o próprio ser humano.

Nesse processo, a **discordância** permite o avanço e a evolução do conhecimento, a partir da verificação de verdades que estão sempre mudando[121]. A ambivalência, a flexibilidade mental e a evitação da clivagem do certo ou errado permitem a revisão periódica do sistema pessoal de crenças e o progresso na autopesquisa, pois, ainda que a renovação científica, descrita por Fleck, seja um fenômeno coletivo, ela possui semelhanças com a reciclagem da própria consciência. Nos dois contextos, a saturação de experiências desastrosas se sobrepõe às experiências agradáveis, causando a crise, a disrupção e a transição para uma nova realidade, seja científica ou consciencial.

Dessa forma, as ferramentas conscienciológicas podem auxiliar a mudança no EP, processo fundamental para que ocorra o **progresso do conhecimento**, tanto na ciência quanto na consciência. Para Fleck[108], o modelo de produção do conhecimento é interacionista entre sujeito e objeto e evidencia a concepção dialética da verdade. Para a conscienciologia, esse modelo se expande e integra a multidimensionalidade.

O cientista pesquisador da conscienciologia se dedica à busca das verdades essenciais e prioritárias, sempre relativas, da consciência, manifestada enquanto personalidade humana integral[67:30]. Apoiado no paradigma consciencial, emprega pelo menos os 11 **princípios** listados a seguir, em oposição evidente ao modelo científico tradicional, e com aproximações aos modelos sociais e qualitativos de investigação:

1. **Autoexperimentação**, a partir da aplicação do princípio da descrença, em oposição às falácias e à sacralização da ciência.

2. **Cosmoética**, em oposição à anteposição dos meios aos fins das pesquisas.

3. **Cosmovisão**, em oposição à partição científica das pesquisas.

4. **Inteligência evolutiva**, ao priorizar pesquisas *no cerne* da evolução consciencial, em oposição à valorização de temas colaterais ou circundantes à consciência.

5. **Liberdade intelectual** na atuação enquanto pesquisador independente, em oposição à institucionalização das pesquisas e à dependência de financiamentos[122].

6. **Multidimensionalidade**, com a vivência manifestada em múltiplas dimensões objetivas, em oposição ao exclusivismo da intrafisicalidade.

7. **Parapsiquismo**, em oposição à supremacia de aparelhos, instrumentos e ferramentas duras aplicados na pesquisa.

8. **Pesquisa participativa**, em oposição ao mito da neutralidade científica.

9. **Priorização evolutiva**, em oposição à motivação predominantemente financeira das pesquisas.

10. **Subjetividade**, em oposição à exigência científica da objetividade e replicação dos achados.

11. **Vinculação voluntária**, em oposição ao vínculo empregatício.

No paradigma consciencial, cada indivíduo pode abordar suas experiências pessoais com objetividade, inclusive quanto aos fenômenos parapsíquicos e aos estados alterados de consciência. Técnicas podem ser utilizadas para manter e ampliar a lucidez de modo inteiramente natural, sem qualquer indução externa, tais como substâncias ou movimentos corporais. Assim, a **objetividade da pesquisa** torna-se possível a partir das vivências da própria consciência.

A **autoexperimentação consciencial** é a característica fundamental do método científico conscienciológico, que apresenta quatro elementos fundamentais[123]:

1. O princípio da descrença enquanto elemento sustentador teórico e prático.

2. O autoparapsiquismo laico enquanto premissa lógica.

3. A descoincidência dos corpos enquanto técnica principal de pesquisa.

4. A autoevolução enquanto princípio normativo.

A vivência diária da autopesquisa torna a consciência a maior cobaia de si mesma, em qualquer situação, contexto ou local, constituindo seu **laboratório de pesquisa** consciencial (*labcon*). Em consequência, o pesquisador da conscienciologia aplica no cotidiano, pelo menos, três procedimentos científicos prioritários, nesta ordem cronológica[67:32]:

1. Auto-organização da vida pessoal, intrafísica e extrafísica, através da disciplina pessoal.

2. Autoexperimentação intrafísica dos fatos e multidimensional dos *para*fatos, vivenciados nas dimensões conscienciais.

3. Fixação dos achados evolutivos das pesquisas na vida humana, através da publicação das verpons.

A vivência organizada do pesquisador favorece as autexperimentações, a organização dos achados e sua publicação, expandindo o *corpus* da ciência conscienciologia já materializada nesta dimensão. As principais **publicações** escritas em Conscienciologia, existentes no momento de preparação desta obra (2021), estão listadas a seguir:

1. Livros publicados pela editora conscienciológica Editares, disponíveis em www.editares.org.br. O *site* disponibiliza algumas obras em versão digital gratuitamente.

2. Livros publicados pela editora conscienciológica Epígrafe, disponíveis em www.epigrafe.com.br.

3. Revistas científicas, listadas no site do Instituto Cognopolitano de Geografia e Estatística (ICGE), disponível em http://www.icge.org.br.

    3.1. Conscienciologia Aplicada, acesso gratuito disponível em arace.org/revista-cap-conscienciologia-aplicada.

    3.2. *Conscientia,* acesso gratuito disponível em http://www.ceaec.org/index.php/conscientia.

    3.3. *Conscientiotherapia,* acesso gratuito disponível em www.oic.org.br/revista-conscientiotherapia.

    3.4. Estado Mundial, exemplar impresso disponível para aquisição em www.epigrafe.com.br.

    3.5. *Glasnost,* acesso gratuito disponível em conscius.org.br/glasnost/index.php/glasnost.

3.6. Holotecologia, exemplar impresso disponível para aquisição em www.epigrafe.com.br.

3.7. *Homo projector*, exemplar impresso disponível para aquisição em www.iipc.org/produto/homo-projector/.

3.8. Intercâmbio, acesso gratuito disponível em www.icge.org.br/?page_id=2921.

3.9. Interparadigmas, acesso gratuito disponível em http://www.interparadigmas.org.br.

3.10. *Neologus,* exemplar impresso disponível para aquisição em www.epigrafe.com.br.

3.11. Proexologia, acesso gratuito disponível em apexinternacional.org/revista/index.php/proexologia/issue/archive.

3.12. Revista de Parapedagogia, acesso gratuito disponível em reaprendentia.org/pt-br/revista-de-parapedagogia.

3.13. *Scriptor,* acesso gratuito disponível em www.icge.org.br/?page_id=2744.

3.14. Verbetes da Enciclopédia da Conscienciologia, disponíveis para acesso gratuito em http://encyclossapiens.space/buscaverbete/.

Além dos materiais escritos, existem diversos **conteúdos** gratuitos disponíveis nos canais do *Youtube, homepages* e mídias sociais das instituições dedicadas ao estudo da conscienciologia. Aos interessados em conhecer e aprofundar estes conhecimentos, desejamos ótimos estudos e *mãos à obra.*

Você observa *relações entre a sua saúde* e a **expressão** *da sua* **essência pessoal**? Percebe estas relações nas pessoas ao seu redor, sejam colegas ou pacientes? O **cuidado** *que você pratica e oferece* no cotidiano *considera as relações entre* **saúde e consciência**?

PARTE II

Desenvolvimento das Práticas de Cuidado

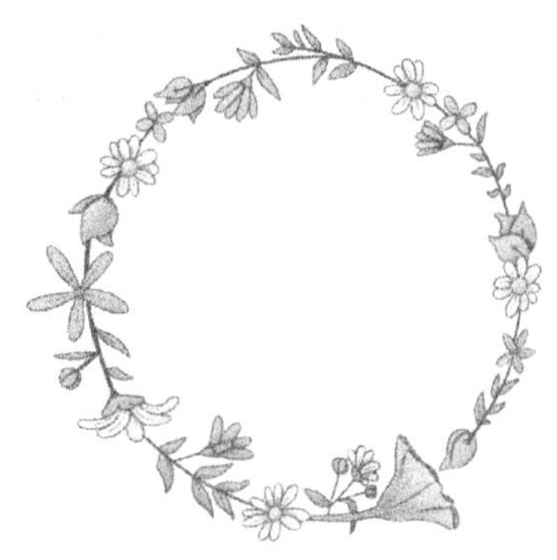

Capítulo 6
Assistência Integral à Saúde

> "Apressa-te a viver bem e pensa que cada
> dia é, por si só, uma vida."
>
> Sêneca (4 a.C.–65)

Talvez você trabalhe em um *serviço de saúde*. Se não, com certeza você já utilizou um serviço, como um *hospital*, *unidade básica* ou uma *clínica*. Como têm sido essas experiências? O que você espera que ocorra nesses ambientes? Os objetivos deste capítulo são compreender como os **modelos de saúde e cuidado** *impactam a assistência integral à saúde* e promover o uso de *tecnologias* leves, como o *acolhimento*, a *empatia* e a *colaboração interprofissional*.

Os **modelos** são construções teóricas para ajudar a compreender a realidade. No caso da saúde, são inúmeros os modelos propostos, envolvendo diferentes práticas e paradigmas, por exemplo, o modelo biomédico, o modelo sanitarista e o modelo de vigilância sanitária. Esses modelos, além de teóricos, são também a resposta política do Estado frente às necessidades de saúde da população[124] e acompanham as mudanças ocorridas no desenvolvimento da humanidade.

O último século foi marcado pela **hegemonia** do modelo biomédico. Todavia, este modelo não é homogêneo, permite alternativas nas práticas de diagnóstico e tratamento e o desenvolvimento de movimentos de grupos de profissionais e pacientes que adaptam e propõem rupturas nas condutas tradicionais.

A influência do modelo biomédico aparece, por exemplo, quando as pessoas buscam os serviços de saúde somente ao estarem doentes ou necessitando de **cuidados imediatos**. Uma vez que o foco destes serviços são as queixas e os problemas de saúde, é difícil à população compreender conceitos abstratos como promoção da saúde e prevenção das doenças e seus agravamentos. Na prática clínica, essa dificuldade é percebida quando o paciente não realiza exames preventivos ou para rastreamento de doenças, ao mesmo tempo em que, na sua vida diária, tem dificuldades em relacionar seu estilo de vida com riscos para sua saúde.

Devido à influência do **modelo biomédico**, muitos profissionais de saúde concentram seus esforços para oferecer uma atenção centrada na doença. Mas, atualmente, os sistemas de saúde têm recebido incentivos tanto de organizações internacionais quanto nacionais para concentrar esforços em direção a um cuidado integral[125], ou seja, capaz de atender as necessidades de saúde do paciente ao longo de sua vida. Para reorientar o objeto da saúde, hoje centrado na *doença*, para além do doente e suas queixas, é preciso compreender o processo histórico de construção das práticas e do modo de se fazer saúde.

Essa necessidade é especialmente presente em situações em que não é mais possível a **cura**, frente a doenças degenerativas, progressivas ou incuráveis. Nessas situações, são adotados os cuidados paliativos que objetivam o alívio do sofrimento e a qualidade de vida do paciente e de seus familiares. A construção do cuidado integral demanda considerar o todo da pessoa cuidada, suas vontades e desejos, e de sua família, articulada com as demandas percebidas pela equipe de saúde.

Curar, tratar e controlar tornam-se, assim, posturas limitadas, uma vez que essas práticas pressupõem uma relação estática, individualizada e objetificadora das pessoas sob as intervenções em saúde. **Cuidar**, por outro lado, não se restringe apenas às competências e tarefas técnicas típicas do processo de trabalho, pois, para o professor Ricardo Ayres:

> "Mais que tratar de um objeto, a intervenção técnica se articula verdadeiramente com um Cuidar quando o sentido de intervenção passa a ser não apenas o alcance de um estado de saúde visado de antemão, nem somente a aplicação mecânica das tecnologias disponíveis para alcançar esse estado, mas o exame da relação entre finalidades e meios, e seu sentido prático para o paciente, conforme um diálogo o mais simétrico possível entre profissional e paciente"[126:64,65].

Assim, o processo de trabalho em saúde, que expressa a prática e a dinâmica exercida pelos profissionais e vivenciada pelos pacientes, pode ser o "lugar" estratégico da mudança, desde que convide à reflexão e ao resgate à **ética** do compromisso com a vida, desenvolvendo uma postura acolhedora, estabelecendo vínculos, buscando a resolutividade e a criação de autonomia dos pacientes[127].

Essas posturas, que também caracterizam as práticas **humanizadoras**, podem ser compreendidas enquanto tecnologias a serem aplicadas no cuidado integral, que não estão restritas à relação estabelecida entre a equipe de saúde, o paciente e sua família. A estrutura e a organização dos serviços, da mesma maneira, devem incluir estas tecnologias, a exemplo de recursos visuais com linguagem acessível que facilitem a movimentação das pessoas na rede de serviços, e de fluxos de atendimento que promovam o acesso aos profissionais sempre que preciso, de modo a responder as demandas da população.

O contexto do trabalhador em saúde é relacional, **dinâmico** e apresenta-se rico em significados, saberes, ações e informações que precisam ser sistematizadas para desenvolver o cuidado. Nestes saberes e conhecimentos, está o principal patrimônio para conceber opções tecnológicas, novas ou antigas, que aprimorem as práticas de atenção à saúde[128].

Nesse sentido, entende-se que o desenvolvimento tecnológico é um processo pelo qual meios de trabalho novos, mais produtivos e mais eficazes são criados através da aplicação do conhecimento científico, que incluam estes saberes. Mas não se deve confundir **tecnologia** com desenvolvimento científico-tecnológico, associado apenas à produção de máquinas, equipamentos e instrumentos. Da mesma forma, não se deve distanciar a relação subjetiva entre pessoa e equipe de saúde do processo de trabalho no qual interagem[129].

Tecnologias em Saúde

A tecnologia em saúde pode ser compreendida como um "conjunto de **saberes** e instrumentos que expressa, nos processos de produção dos serviços, a rede de relações sociais em que seus agentes articulam sua prática em uma totalidade social"[129:32]. Entende-se, assim, que não há tecnologia fora dos processos de trabalho e só dentro deles, apontando, ao mesmo tempo, para dimensões técnicas e sociais.

Nesta perspectiva, o **trabalho em saúde** pode ser dividido em dois tipos: o trabalho vivo em ato, que se refere ao trabalho que ocorre na interação do profissional de saúde com o paciente, tal como na anamnese e no exame físico; e o trabalho morto, que são os produtos meios, as ferramentas e matérias-primas, tais como um aparelho de raio X e um estetoscópio, que o profissional utiliza quando necessário[127].

O trabalho **vivo em ato** é dividido em três níveis, representados através de uma alegoria, que descreve a existência de três valises ou caixas de ferramentas tecnológicas utilizadas no encontro entre um profissional da saúde e um paciente[130,131]:

1. **Dura.** A primeira valise está vinculada à mão do profissional e carrega equipamentos. Simboliza a tecnologia dura, que compreende o uso das máquinas, as normas e as estruturas organizacionais de cada ambiente de trabalho.

2. **Leve dura.** A segunda está vinculada à sua cabeça e carrega saberes e conhecimentos. Simboliza a tecnologia leve-dura, que são os saberes específicos de cada profissional, tais como da enfermagem, da terapia ocupacional e da psicologia.

3. **Leve.** A terceira está presente no espaço relacional entre trabalhador e paciente e inclui as relações de vínculo e acolhimento, estabelecidas entre profissionais e pacientes ou dos trabalhadores entre si. Simboliza as tecnologias leves, que promovem o **encontro** entre o paciente e seu mundo de necessidades, como expressão do "seu modo de andar a vida", permitindo aos profissionais de saúde capturar e tornar aquele mundo o objeto de trabalho.

Na história do cuidado, diferentes valises já assumiram a posição de destaque, definindo, assim, diferentes modelos de atenção à saúde e as competências necessárias para cada um dos trabalhadores em saúde. Por exemplo, no século passado, o **foco** dos trabalhadores de saúde era identificar as doenças infectocontagiosas e eliminar suas causas (vírus, bactérias, micro-organismos), fortalecendo o modelo unicausal de saúde-doença. Porém, com o maior controle das doenças infectocontagiosas e a ascensão das doenças crônicas, os modelos multicausais de saúde-doença ganharam destaque, retomando a necessidade de considerar diferentes abordagens para promover saúde e cuidado, considerando aspectos físico-psíquico-sócio-ambientais[132].

A partir de 1950, cresceram as críticas no campo de atenção à saúde, contrárias à grande produção de tecnologia dura para a medicina, relacionada aos equipamentos e máquinas, em detrimento das tecnologias leves, como vínculo e acolhimento[6]. A valorização da tecnologia dura provocou um **distanciamento** da visão integral da pessoa nas práticas e serviços de saúde e influenciou a busca por tratamentos alternativos e complementares no final do século XX.

O corpo enquanto foco do cuidado, promovido por tecnologias predominantemente duras, continua sob investigação. Em pesquisa realizada por Gonçalves[129] com médicos e enfermeiras de centros de saúde do município de São Paulo, por exemplo, foi comum a dificuldade desses profissionais para indicar diretamente um **objeto de trabalho**, além do corpo do paciente e da assistência individual. Nesse caso, os profissionais não reconheciam o paciente integralmente como objeto de cuidado, focando nas demandas biológicas imediatas de sua especialidade.

Essa dificuldade pode ter relação com a **valorização** da natureza técnica das práticas de saúde, em detrimento da natureza social, que consideraria condições econômicas, políticas, ideológicas, biológicas e culturais. Recompor a integralidade do paciente demanda reconceitualizar o objeto dessas práticas e construir novas relações nos diferentes campos de atenção à saúde[133].

Para reforçar essa visão, Gonçalves[129] traz a **complexidade** da tecnologia em saúde, visto que "o processo de trabalho não é apenas dispêndio mecânico de forças: é a forma mais especialmente humana de socialidade, de gênese histórica. Em cada grão de tecnologia, estão contidas, assim, ao mesmo tempo, todas as determinações do passado e toda a construção viva do futuro"[129:268].

A cada encontro no mundo do cuidado, deve-se apostar na produção e **defesa da vida** do outro, sem repetir a privatização do cuidado, que ocorre quando o profissional se apossa da autonomia do paciente em deliberar sobre seu cuidado cotidiano. A exclusão do paciente em participar dessa construção ocorre, por exemplo, ao fazê-lo dizer o que o profissional deseja ouvir, baseado em práticas de controle sobre o modo de viver do outro[131].

Para superar o modelo hegemônico, deve-se recuperar uma prática de cuidado **libertadora,** organizar processos de trabalho cada vez mais partilhados, dispostos em uma lógica centrada na pessoa, permitindo construir cotidianamente vínculos e compromissos estreitos entre os trabalhadores e os pacientes nas intervenções tecnológicas em saúde, ordenadas conforme necessidades individuais e coletivas[131].

O trabalho em saúde não possui um objeto plenamente estruturado, e suas tecnologias de ação configuram-se em processos de **intervenção** em ato, operando com tecnologias de relações e de encontros de subjetividades. Portanto, vai além dos saberes tecnológicos estruturados e comporta um grau de liberdade significativo na escolha do modo de fazer essa produção[131].

Pensar um **modelo anti-hegemônico** capaz de tornar a dinâmica microdecisória mais pública, capturada pelo mundo das necessidades das pessoas, não é simples. A atual fragmentação do setor de saúde, em grupos populacionais específicos, dificulta projetos que apostam na saúde como um bem público, patrimônio de toda a sociedade e de valor inestimável, tanto individual quanto coletivo[131].

Nesse processo, é necessário promover a tecnologia leve na saúde, expressa como processo de produção de relações *intercessoras*, que não é um somatório de um com o outro, mas um espaço de **encontro** de suas interseções. Ele configura-se, por exemplo, por meio das práticas de acolhimento, autonomização e vínculo[131].

Uma pesquisa que acompanhou atendimentos mostrou que os médicos costumam interromper os pacientes após 11 segundos de **conversa**. Como efeito, são reduzidas as chances de os médicos identificarem aspectos específicos que são importantes para o paciente, a serem abordados no encontro clínico[134].

A atuação em saúde é formada por trabalhadores de diferentes grupos profissionais, capazes de responder a uma maior gama de **necessidades** de saúde. O trabalho em equipe, por conseguinte, é uma possibilidade em face do aumento do número de disciplinas de saúde e da escassez de recursos humanos, principalmente médicos, que podem levar à fragmentação dos cuidados de saúde[135,136].

Por isso, durante a última década, o trabalho em equipe tem sido abordado sob a lógica da **colaboração**, com destaque para os seguintes atributos: interdependência de ações profissionais, concentração nas necessidades dos usuários dos serviços de saúde, negociação entre os profissionais, tomada de decisão compartilhada, respeito mútuo e confiança entre os profissionais e reconhecimento do papel e do trabalho dos diferentes grupos profissionais[137].

O trabalho em equipe busca ampliar o acesso e a **cobertura** da população atendida, mas também responde à necessidade de integração das disciplinas e das profissões, entendida como imprescindível para o desenvolvimento das práticas de saúde, a partir da nova concepção biopsicossocial do processo saúde-doença. Enfatiza cada vez mais a equipe de saúde como unidade produtiva em substituição ao trabalho independente e isolado de cada profissional em separado[111].

O trabalho em equipe pode ser definido como a contribuição coletiva dos profissionais para a **tomada de decisões**, com foco na resolução de problemas para alcançar o melhor desempenho, onde todos compartilham objetivos e são coletivamente responsáveis pelos resultados[138].

Todavia, o modelo biomédico pode trazer como consequência não apenas a **fragmentação** do cuidado no trato com o paciente, mas também a fragmentação que se dá nas relações entre os profissionais de saúde em que cada um toma conta apenas de seu domínio, não havendo comunicação entre profissionais e entre profissionais e paciente, este último, o mais interessado no cuidado[139].

Outra definição traz o trabalho em equipe como prática cotidiana desencadeada pelas necessidades dos pacientes e que envolve integração, confiança, respeito, disponibilidade para a colaboração, sentimento de pertencimento, humildade, tempo para ouvir e conversar. Tal prática requer **comunicação** e compartilhamento do espaço de trabalho de forma a garantir o contato e a sociabilidade frequentes, a valorização e o conhecimento das diferentes práticas e papeis profissionais, especialmente em casos complexos, e liderança compartilhada para lidar com conflitos e tensões[137]. Nessa perspectiva, pode-se adotar as seguintes recomendações para melhorar o trabalho em equipe dos profissionais de saúde:

1. promover a comunicação interprofissional;

2. compreender que o trabalho em equipe é uma prática diária e envolve integração, sinergia, disponibilidade e confiabilidade;

3. investir em esforços para conhecer os papéis e as responsabilidades dos diferentes membros da equipe;

4. entender que conflitos interprofissionais interferem no trabalho em equipe na atenção primária à saúde;

5. compreender que o trabalho em equipe depende da rede de referência e contrarreferência;

6. considerar que as condições de trabalho interferem no trabalho em equipe;

7. assumir que o objetivo do trabalho em equipe é responder as necessidades de saúde.

A OMS define a **prática colaborativa**, no campo da saúde, como as ações de profissionais de saúde, de diferentes áreas, que prestam serviços respeitando a integralidade da saúde, envolvendo também os pacientes e a sua família, os cuidadores e a comunidade, com o objetivo de oferecer alta qualidade de cuidado em todos os níveis de atenção[140].

Um grupo brasileiro de enfermeiras[141] aprofunda a discussão sobre a colaboração interprofissional com relação ao conceito de **atenção centrada na pessoa**, apresentando três elementos-chave:

1. O princípio da integralidade na perspectiva ampliada do cuidado em saúde, entendido como resposta às necessidades de saúde de usuário, família e comunidade.

2. O empoderamento, a autonomia e a participação do usuário no cuidado.

3. A relação profissional-paciente, a partir de uma comunicação efetiva e aberta, em um fluxo de troca de informações e conhecimento, de modo a contemplar a expressão da subjetividade e da autonomia do paciente.

A compreensão dos elementos essenciais para o trabalho em equipe colaborativo promove a criação de uma **rede** de referência, educação e qualificação profissional que pode superar a fragmentação do paradigma biomédico.

Nesse sentido, vale destacar outras práticas que também promovem a **integralidade** do cuidado, como as PICS e as práticas humanizadoras, que apresentam entre suas características o centramento nas pessoas, considerando seus contextos sociais e familiares; abordagens ampliadas e holísticas; valorização de saberes e práticas não biomédicos que abordam múltiplas formas de cuidado; estímulo à autocura, participação ativa e empoderamento dos usuários; abordagem familiar e comunitária[102].

Essas características não são exclusivas de nenhum modelo ou prática de saúde e cuidado e, inclusive, podem ser encontradas na prática profissional oferecida dentro do modelo biomédico. A prática da saúde consciencial também promove tais características, a partir do **paradigma consciencial**.

Prática da Saúde Consciencial

As técnicas assistenciais fomentam, de maneira direta ou indireta, a melhora da saúde consciencial da pessoa. Atuam em quatro fases sintetizadas no polinômio acolhimento-esclarecimento-encaminhamento-acompanhamento, proposto pelo professor Waldo Vieira para a vivência da **interassistencialidade**[1:76].

A qualificação pessoal para auxiliar as demais consciências inicia, portanto, na qualidade do seu **acolhimento** pessoal. Sem este primeiro passo, toda competência conquistada por si torna-se sem efeito para auxiliar os outros. Daí a importância de aprofundar o entendimento dessa condição, que aqui trataremos como acolhimento universal.

O **acolhimento universal** é definido como "a postura, posicionamento ou condição da conscin lúcida, conciliadora e fraterna na recepção assistencial às demais consciências, intra ou extrafísicas, concedendo atenção resolutiva, sustentada pela auto-ortopensenização e pelos princípios da Cosmoética"[142].

A **ortopensenidade** expressa a qualidade dos pensamentos, sentimentos e energias sadios, cosmoéticos e com retidão de intenções que caracteriza o profissional assistente, no momento do acolhimento. Essa condição previne a distorção de objetivos e desvio de interesses na prática assistencial. A aquisição e a sustentação do acolhimento universal envolvem[142]:

1. o ato de saber conviver assistencialmente;
2. a autopriorização fraternal;
3. a autodisponibilidade assistencial;
4. o apoio no enfrentamento de problemas;
5. o auxílio ao outro na aquisição de autonomia;
6. a grupalidade solidária;
7. a busca da singularidade do indivíduo;
8. o desenvolvimento das potencialidades;
9. a interassistência esclarecedora;
10. a vida anticonflitiva;
11. a abnegação cosmoética;
12. o senso universalista;
13. o abertismo consciencial;
14. a cosmovisão;
15. a convivência de ajuda e respeito mútuo.

O acolhimento universal pode ser alcançado a partir da auto-qualificação energética, parapsíquica e cosmoética, com o objetivo de assistir as demandas integrais das consciências. Propõe ainda a vivência multidimensional em atuação conjunta com a equipe extrafísica de amparadores[142]. O **cotejo** dos principais facilitadores e dificultadores enfrentados pela consciência interessada em desenvolver o acolhimento universal está descrito no quadro a seguir:

Quadro 2. Cotejo de facilitadores e dificultadores
do acolhimento universal[142].

N	Facilitadores	Dificultadores
1	Amizade raríssima	Amizade ociosa
2	Autodomínio energético	Descompensação energética
3	Convívio evolutivo	Convívio egoico
4	Empatia	Apatia
5	Escuta ampliada	Escuta desatenta
6	Gratidão	Incompreensão
7	Hábitos saudáveis	Vícios
8	Ortopensene	Patopensene
9	Proatividade	Defensividade
10	Protagonismo	Vitimização
11	Responsabilidade	Culpa
12	Serenidade	Precipitação
13	Sigilo	Fofoca

O acolhimento implica **compreender** o paradigma de saúde vivenciado pelo outro, para apoiá-lo dentro do universo reconhecido por ele e convidá-lo a ampliar sua visão. Tal atitude demanda acatar a realidade do outro, tal como ela é, para iniciar a conexão. O acatamento da realidade alheia requer do profissional interesse e abertura para novas ideias, para na sequência realizar a interpolação de conhecimentos possíveis com a pessoa assistida. O acatamento se torna, assim, a síntese do acolhimento[1:76].

A partir desse momento, o profissional promove a aproximação do paradigma da pessoa assistida com as abordagens **terapêuticas** possíveis. Dessa forma, facilitará a transformação do paradigma do outro, ao mesmo tempo em que o paradigma do próprio profissional será também transformado, ao se deparar com novas perspectivas de mundo.

Ao final, o profissional voltará ao seu próprio paradigma, aquele que considera mais legítimo e coerente para si, com algum nível de **mudança** pessoal. Ele passa a ser, assim, o maior assistido ou beneficiado pela assistência praticada, pela oportunidade de transformar-se e evoluir.

A partir do acolhimento, se estabelece o espaço para o **esclarecimento** do outro, considerando suas necessidades e interesses. Aqui, cabe diferenciarmos dois tipos de tarefa assistencial: a *tarefa assistencial do esclarecimento*, ou *tares*, e a *tarefa assistencial da consolação*, ou *tacon*. A tares é mais complexa, demanda esclarecer, auxiliar o outro na aprendizagem e na ampliação do conhecimento pessoal. A tacon é menos complexa, atende uma necessidade mais basal, tal como a fome, a sede ou a consolação momentânea das angústias pessoais, sem abordar a terapêutica para a pessoa assistida alcançar a autossuperação.

Traduzida na expressão popular de que é melhor ensinar a pescar do que dar o peixe, sempre que possível, é melhor **priorizar** o esclarecimento, que promove maior autonomia e sustentação de longo prazo. Entretanto, ambas as tarefas têm seu espaço no processo assistencial e são determinadas pela necessidade da pessoa assistida. Em muitos casos, a tacon precede a tares, propiciando a estrutura mínima para que a outra pessoa possa pensar por si, essencial à tares que está por vir.

Importante resgatar que o esclarecimento ocorre na interação entre as consciências, quando a pessoa assistida acessa informações que a auxiliam no **livre pensar** e refletir, seja através do diálogo convencional, ou a partir das energias, das atitudes, ou do pensamento do profissional assistente.

A construção do espaço para o livre pensar, isento de doutrinações e gurulatrias, é feita a todo momento pelas consciências que atuam no ambiente assistencial, a partir das **intenções** pessoais. O acolhimento e o esclarecimento começam a falhar quando há interesse em aliciar, doutrinar, dogmatizar ou convencer a pessoa *na marra*[1:87]. O princípio da descrença, levado até as últimas consequências cosmoéticas, faz a profilaxia das manipulações interpessoais.

Após o esclarecimento, o processo segue com o **encaminhamento** das ações necessárias para suportar as decisões tomadas pela pessoa assistida, por exemplo, através de cinco condutas listadas a seguir:

1. Inclusão de novas terapêuticas, auto ou heteroconduzidas, para apoiar as mudanças pessoais buscadas.

2. Articulação com outros profissionais envolvidos na terapêutica, já participantes ou que ainda serão inseridos.

3. Diálogo e mediação de conflitos com outras pessoas envolvidas, tais como familiares e amigos.

4. Suporte energético pelo profissional e pela equipe extrafísica de amparadores.

5. Condução de consciências extrafísicas doentias envolvidas no problema, para tratamento extrafísico, reduzindo a interação desequilibrada entre estas e a pessoa.

A fase de encaminhamento ocorre com maior ou menor auxílio do assistente, a depender do grau de autonomia da pessoa assistida. Aqui, vale novamente o princípio de estimular a **autossuficiência** consciencial.

Ao final, o acompanhamento ou *follow-up* da pessoa assistida permite ao profissional da assistência observar os **desdobramentos** da assistência realizada. É quando identifica novos pontos de atuação para auxiliar o assistido, permitindo novas intervenções. Aprofunda a compreensão sobre os efeitos imediatos e mediatos do processo assistencial, ampliando sua visão sistêmica ou cosmovisão. E ainda consolida o entendimento quanto à capacidade de prestar assistência, impulsionando novas reciclagens de si mesmo e a assunção daquelas competências já desenvolvidas e demonstradas durante a assistência. O acompanhamento é o momento do *feedback* real, quando o assistente é convidado a refletir quanto aos efeitos da assistência prestada.

Nem sempre o acompanhamento é fácil, podendo inclusive ser contrário à escolha do próprio assistido, quando opta por se isolar. As distâncias físicas e, ainda, as rotinas atarefadas são outros fatores dificultadores. Nesse contexto, o parapsiquismo lúcido cosmoético é **recurso** ímpar para viabilizar o acesso aos desdobramentos da assistência realizada e para analisar os *insights* inspirados pelos amparadores.

A separação da interassistência em quatro fases é didática, e não pretende reduzi-la ou simplificá-la. Na prática, cada contexto assistencial é singular, e contempla elementos das fases apresentadas, para compor o todo da **história** evolutiva das consciências envolvidas.

A aplicação dos recursos e técnicas derivados da conscienciologia para tratamento das doenças e paradoenças da consciência é estudada pela especialidade conscienciológica chamada de **consciencio-**

terapia[r]. Sua prática pode ser conduzida pela própria consciência, ou pode ser suportada pelos consciencioterapeutas da Organização Internacional de Consciencioterapia – OIC.

Cabe resgatar que a saúde consciencial não se propõe a ser assunto exclusivo dos voluntários e pesquisadores da conscienciologia. Nosso desejo é que, da mesma forma que outras abordagens de cuidado estão sendo disponibilizadas nos serviços de saúde, este livro inspire os leitores a **incorporar** as técnicas propostas pela conscienciologia no autocuidado e nas práticas aplicadas pelos profissionais. Desse modo, contribuindo para o desenvolvimento da autoconsciência, da convivialidade evolutiva e das práticas de saúde.

Enquanto profissional de saúde, quais **modelos** *de saúde e cuidado influenciam suas* **práticas** de saúde e cuidado? Enquanto paciente, como você *percebe essa* **influência** nas dinâmicas dos serviços de saúde e na *assistência prestada*?

---

r   https://www.oic.org.br/consciencioterapia

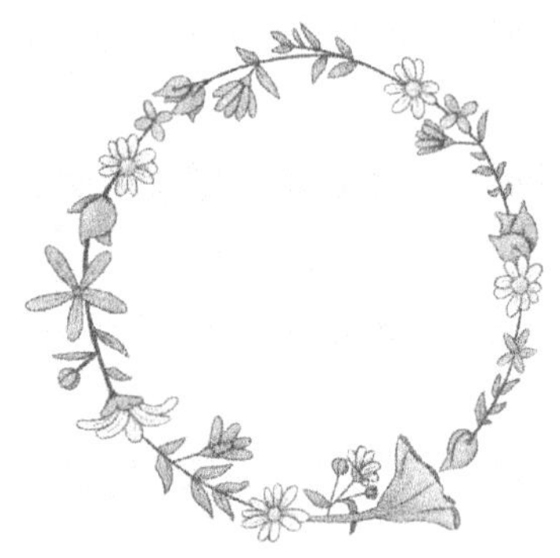

Capítulo 7
Construção Conjunta do Cuidado

> "Se vi ao longe é porque estava nos ombros dos gigantes"
> Aristóteles (384 a.C–322 a.C.)

Agora que ampliamos os modelos de saúde e cuidado, e o conceito de tecnologias em saúde, como você *aplica as diferentes valises nas suas práticas de saúde?* O quanto essas práticas permitem a escuta e ponderação junto com o paciente para a *construção conjunta das ações de cuidado?* O objetivo deste capítulo é aprofundar a **integralidade do cuidado** e a **autonomia** da pessoa, a partir da compreensão da clínica ampliada, do antiprotocolo, do projeto terapêutico singular, da casuística da dor e do cuidado multidimensional.

Identificar a tecnologia na área da saúde enquanto um saber fazer intencional, mediado pela reflexão, pela razão e pelas experiências humanas, permite que os profissionais possam redescobrir sua **identidade** autônoma, responsável, reflexiva, coerente e considerar a subjetividade para uma prática integrada, singular e científica, ou seja, uma prática tecnológica[128].

Entretanto esse não é um processo simples, uma vez que cada **profissional** apresenta diferentes instrumentos, conteúdos e atitudes na sua prática em saúde, incluindo ou não as práticas integrativas e complementares, as práticas humanizadoras ou as técnicas conscienciológicas.

No caso da medicina ocidental, o profissional apresenta saberes e conhecimentos que foram desenvolvidos dentro da física clássica e da fragmentação do organismo. Assim, será um **desafio** para esse profissional incluir uma tecnologia leve que não faça parte desse referencial[143].

Um exemplo dessa situação é a dificuldade atual de incluir a **integralidade** dentro da prática em saúde. A teoria da medicina ocidental, vinculada aos saberes científicos, não foi construída dentro de um referencial integral, e tem sido muito difícil modificar a prática, pois esse saber domina a ação cognitiva e terapêutica dos profissionais hegemonicamente biomédicos[143].

Cada racionalidade médica apresenta diferentes saberes e como estes influenciam a prática de saúde. Todo o processo interpretativo e **terapêutico** será restringido e dirigido pelos valores, métodos e limites estilísticos, e todo saber e ação em saúde e doença serão mais ou menos completos, extensos e verazes em coerência com as respectivas concepções e características das racionalidades[143].

Portanto, as racionalidades que já compreendem o homem como um ser integral na sua **cosmologia** facilitam essa abordagem na diagnose e terapêutica. Entretanto isso nem sempre acontece, por exemplo, em situações em que medicamentos homeopáticos são usados isoladamente ou quando a acupuntura é tratada apenas como mais uma especialidade mercantilizada[143].

A medicina tradicional chinesa, como racionalidade médica, apresenta, em sua cosmologia, uma visão integral do ser humano que facilita a prática dentro dessa percepção de **cuidado**. A homeopatia também apresenta, tanto no saber quanto na prática, maior teor de integralidade. Assim, a inserção dessas racionalidades e "sua oferta à população na rede básica é uma estratégia promissora de enriquecimento e ampliação do coeficiente de integralidade nas práticas"[143:204].

A Atenção Básica é o **espaço** que oferece as melhores condições para o uso dessas tecnologias na rede de saúde, pois, em comparação ao hospital, está menos comprometida historicamente com a cultura das especialidades biomédicas e também por ser o espaço máximo de autonomia tanto de profissionais quanto de usuários[7,143].

Para facilitar o acesso a diferentes racionalidades, é fundamental a formação do **profissional híbrido**, que, por conhecer diferentes práticas de saúde, consegue colocar o projeto terapêutico do paciente no primeiro plano e ponderar junto com ele riscos e benefícios para escolher o melhor caminho terapêutico em cada momento[6]. Nessa perspectiva,

> "É possível que um profissional médico, enfermeiro ou fisioterapeuta saiba ao menos condutas básicas de acupuntura para os problemas mais frequentes, o que o levará, por exemplo, a praticar auriculoterapia colando sementes de mostarda em pontos específicos da orelha dos pacientes, sem atuar inicialmente com toda a potencialidade da racionalidade, mas certamente com uma ampliação da clínica tradicional"[40:151].

Às vezes, esse profissional poderá ter tido acesso a toda a teoria da racionalidade da medicina chinesa, ou então ele pode estar simplesmente utilizando uma técnica isolada para ampliar o tratamento. De toda forma, questiona-se se o fato de utilizar práticas de outras racionalidades já seria **suficiente** para ampliar a clínica.

Ao utilizar uma prática isolada de auriculoterapia, este profissional estaria ampliando as opções terapêuticas oferecidas. Mas ele estaria também **ampliando** o modelo de saúde aplicado? Se sim, essa ação estaria ajudando o paciente a tomar maior consciência do seu processo de saúde; caso não, estaria de novo simplesmente propondo uma técnica diferente, que o paciente iria aceitar, mesmo sem ampliar sua autonomia e integralidade no autocuidado em saúde.

A introdução de outras racionalidades deveria ser realizada no sentido de **melhorar** a relação entre profissional e paciente, e de usar ao máximo os referenciais de integralidade, autonomia e autocuidado dessas práticas, mas essas premissas nem sempre são alcançadas na prática.

Muitas vezes, o raciocínio e a terminologia de diferentes racionalidades podem ser bastante confusos para o público leigo, favorecendo o **estranhamento** tanto dos profissionais quanto dos pacientes com essas práticas. Termos como *Yin* e *Yang*, *Similia similibus curantur*, *Vata*, *Pita* e *Kapha*, comuns na medicina tradicional chinesa, na homeopatia e na medicina ayurvédica, são alguns exemplos usualmente utilizados para explicar diagnósticos e terapêuticas.

Integrar as práticas integrativas e complementares oferece riscos e exige compreender as **limitações** inerentes a cada racionalidade médica, pois

> "todas as medicinas e culturas apresentam limites no seu trato do processo saúde-doença, na sua eficácia/efetividade/veracidade, tanto na promoção da saúde como na diagnose e prevenção de adoecimentos e terapêutica. São esses limites que fazem com que seja relevante e de interesse público o tema da integralidade, independente da racionalidade médica analisada"[143:202].

Além da integralidade, incorporar a **autonomia** no cuidado é também um desafio para as diversas racionalidades, não só para a medicina ocidental, uma vez que o profissional pode atender com práticas complementares sem realizar uma atenção humanizada, comprometida com o paciente e o seu estilo de vida, ou seja, continuando a exercer uma prática fragmentada.

Entretanto, articular as ações de integralidade e autonomia com os saberes estruturados (sejam clínicos, epidemiológicos ou representativos de outras linhas e modelos de cuidado) é essencial para **produzir**, nos estabelecimentos de saúde, acesso, acolhimento, vínculo, responsabilização, resolutividade e efetividade, compromisso e autonomização dos usuários, diante dos diferentes "modos de andar a vida"[131].

Dessa forma, se tecnologia não é apenas aplicação de ciência, não é simplesmente um modo de fazer, mas uma **decisão** sobre quais coisas podem e devem ser feitas, então os profissionais de saúde têm de pensar como estão construindo mediações e escolhendo o que devem querer, ser e fazer àqueles a quem assistem e a si mesmos[126].

Assim, para que as PICS e as práticas humanizadoras estejam presentes, faz-se necessário não somente ampliar as bases científicas das tecnologias para além das ciências biomédicas, mas também realizar um trabalho de **reconstrução** das interações intersubjetivas de cuidado, por meio da escuta, do acolhimento e da empatia, para que a presença do outro, o indivíduo sob cuidado, seja mais efetiva e criativa[126].

A proposta é diminuir o foco do cuidado do indivíduo de uma perspectiva externa, enquanto se desenvolve esse olhar a partir do **interno** da pessoa, permeada por uma relação de vínculo e acolhimento. Mas sem cair no lugar comum de "controle dos corpos", exposto por Foucault[144], que ocorre quando é dada liberdade à pessoa para se cuidar, mas existe apenas um jeito certo de fazê-lo: aquele proposto pela equipe de saúde. Durante a prática clínica, como o profissional reage quando a decisão de cuidado do paciente contraria a sua recomendação técnica, suas crenças e suas escolhas pessoais?

Um dos aspectos que podem **transformar** um encontro terapêutico em uma relação de cuidado é a possibilidade de relacionar o aspecto técnico aos aspectos humanistas da atenção à saúde, de modo a superar a conformação individualista de concepção de saúde como um "completo bem-estar" imutável e isolado da experiência de vida das pessoas[126].

Já foi demonstrado como a incorporação de outras racionalidades e práticas pode enriquecer a medicina ocidental rumo à **recuperação** dos valores humanistas de atenção à saúde. Também se mostrou que a oferta e a incorporação de tecnologias leves constituem-se em recursos desejáveis a esse processo. Entretanto, nem pacientes nem profissionais costumam saber manejar esses recursos satisfatoriamente, talvez pela sua falta de sentido e significado para o dia a dia do outro[126].

Assim, espera-se dos profissionais uma aproximação da teoria com a prática nesse processo de desenvolvimento pessoal, promoção da autonomia e proatividade, capaz de ampliar a compreensão de si e do outro. Tal processo, intransferível, pode ter um efeito cascata, incentivando outros a também seguir nesse caminho como resultado de um **exemplarismo terapêutico**, onde todos no final se beneficiam.

Na Atenção Básica, essa situação torna-se uma dificuldade real, por exemplo, quando profissional e usuário são surpreendidos pela falta de **resultados** ao se cumprir mecanicamente seus papéis, procedimentos e protocolos, orientados por uma lógica clínico-preventivista de controle de riscos e de normalidade funcional[40,126].

Alternativas de práticas que reflitam o sentido do uso dessas tecnologias como, por exemplo, a **valorização** da "sabedoria prática" ou *phrónesis*[126], o movimento do Antiprotocolo[40] e a clínica ampliada buscam reacender em profissionais e usuários a prática do cuidado tecnológico e humanizado.

A **sabedoria prática**[126] apresenta como o reconhecimento e a revalorização do projeto de felicidade do ser humano estabelecem uma ponte entre o sentido da existência e as questões mais diretamente relacionadas à experiência e à atenção em saúde, refletindo positivamente nos modos de agir e interagir das relações humanas nas práticas de saúde.

Nessa proposta também de qualificação da clínica e de cogestão do trabalho, o médico e pesquisador Gustavo Tenório Cunha[40] propôs o **Antiprotocolo**, organizado contra a ideia de valorização do aspecto biológico do sujeito doente e os pressupostos de simplicidade e imutabilidade da realidade, que acarretavam uma desresponsabilização dos profissionais.

O Antiprotocolo é uma abordagem gerencial totalmente construída para a Atenção Básica, que também pode ser entendida como um **método** de trabalho das equipes. É composto de três movimentos: utilização dos indicadores para realizar a análise da situação e diagnóstico, a escolha dos recursos possíveis e a assimilação das diretrizes para a Clínica Ampliada[40].

As diretrizes da Clínica Ampliada incluem aumentar a autonomia da pessoa, da família e da comunidade, por meio da ampliação de recursos para produzir saúde. Com este olhar, e a partir de relatos de hábitos comuns das equipes da Atenção Básica, Cunha[40] apresenta **sugestões** para melhorar o sucesso no tratamento:

1. Evitar recomendações pastorais e culpabilizantes.

2. Reforçar que doença multifatorial não tem causa única.

3. Negociar restrições sem rancor e levando em conta investimentos do doente.

4. Trabalhar com ofertas, e não apenas com restrições.

5. Especificar ofertas para cada pessoa.

6. Evitar iniciar as consultas questionando aferições e comportamentos.

7. Valorizar a qualidade de vida.

8. Perguntar o que o paciente entendeu do que foi dito sobre sua doença e medicação.

9. Evitar dizer "sempre" ou "nunca" (preferir o conceito de possibilidades).

10. Evitar assustar o paciente.

11. Lembrar que doença crônica não pode ser a única preocupação da vida.

12. Equilibrar combate à doença com produção de vida.

13. Evitar a medicalização da vida, ou seja, não medicalizar situações normais da existência humana, tais como o luto, a adolescência e o envelhecimento, transformando-as em situações clínicas.

14. Atuar nos eventos mórbidos com o máximo de apoio e o mínimo de medicação.

15. Preferir fitoterápicos a diazepínicos, sempre que possível.

Embora essas recomendações estejam apresentadas dentro de um panorama de integralidade, o autor optou por organizar antiprotocolos por doenças de modo a facilitar a incorporação dessas

diretrizes pela equipe de saúde, hegemonicamente formada na tradição biomédica. Como exemplo, pode-se citar o Antiprotocolo para Tabagismo, que destaca a importância das reuniões de equipe, a elaboração do Projeto Terapêutico Singular (PTS) e a organização da visita domiciliar[40].

O PTS é um **plano de ação** construído conjuntamente entre a equipe de saúde e rede de serviços e o paciente, sua família e comunidade, para atender as necessidades de saúde atuais e futuras de uma pessoa, a partir da definição de metas, ações e responsabilidades a fim de realizar o acompanhamento e a reavaliação da produção conjunta do cuidado[145].

A concepção de Clínica Ampliada e a proposta do PTS convidam a entender que as situações citadas pela equipe como de **difícil** compreensão não raro são casos que acabam esbarrando nos limites da clínica tradicional. Nestes casos, a sugestão é realizar uma anamnese ampliada, com a intenção de ajudar a equipe a enriquecer os encontros a partir da voz dos pacientes[40].

A **anamnese ampliada** propõe-se a ouvir o paciente, a partir de suas ideias e palavras, sem muito direcionamento e sem duvidar de fatos que as teorias não explicam, salvo em casos de urgência de saúde. Cunha[40] cita como exemplo dessa situação o relato trazido pelo paciente de que "só dói quando chove", e relata:

> "Uma história clínica mais completa, sem filtros, tem uma função terapêutica em si mesma, uma vez que situa os sintomas na vida da pessoa doente e dá a ela a possibilidade de falar, o que implica algum grau de análise sobre a própria situação. Além disso, essa anamnese permite que os profissionais reconheçam as singularidades da pessoa e os limites das classificações diagnósticas, para reconhecer o paciente além da sua diabetes ou hipertensão"[40:190,191].

Além disto, outras racionalidades apresentam, no seu paradigma, **referenciais** que permitem relacionar a chuva com a dor. Por exemplo, na medicina tradicional chinesa, a teoria dos cinco movimentos considera o excesso de "umidade" no organismo, que é influenciado pela umidade do ambiente, determinante no diagnóstico e na terapêutica.

O conhecimento quanto à existência e compreensão de outras racionalidades, proporcionados ao profissional pelas PICS, o prepara para a **multiplicidade** de realidades com que irá se deparar. De maneira inversa, o restringimento a qualquer prática de saúde limitará sua assistência.

É preciso destacar a propriedade da **escuta ampliada** para a prática clínica. Usualmente, há pacientes que, só pelo fato de serem ouvidos, já se sentem melhores ou mais confiantes para enfrentar a doença. A escuta sem julgamento ou análise, e a compreensão do que a pessoa sente e é, por si só, possibilita-lhes mudar para melhor[146].

Para ilustrar essa realidade, resgatamos a história do residente de medicina que, diante de uma rotina intensa de trabalho, ao relatar o caso de um paciente que passou mal ao caminhar com seu cachorro, foi surpreendido por seu tutor com a pergunta: **qual era o nome do cachorro?** Nesse momento, o residente relata que não entendeu a pergunta, mas segue a indicação. Depois de perguntar ao paciente e conversar poucos minutos sobre o cachorro, percebeu que uma mudança começou a ocorrer. No momento, o residente não soube medir o efeito dessa mudança, mas, com o tempo, relata que a capacidade de ver o outro além da doença teve efeito nele mesmo e no cuidado que era realizado[147].

Por isso, é precioso ampliar a anamnese e a clínica com saberes de outras racionalidades e práticas, desde que realizadas com respeito aos aspectos de um cuidado **humanizado**, que envolva acolhimento da visão de mundo do outro, vínculo com o ser integral e autonomia da pessoa para guiar a própria vida.

A partir da percepção da complexidade da pessoa, fica clara a necessidade do **protagonismo** no projeto de cuidado, ou seja, além de prescrever e orientar ações, os profissionais de saúde precisam ouvir o que é importante para o paciente, quais são seus limites e dificuldades, a partir de alguns aspectos essenciais[40]:

1. Procurar descobrir o sentido da doença para o paciente (por que você acha que adoeceu?).

2. Indagar como o paciente se sente em relação à doença (como os problemas afetam a sua vida?).

3. Conhecer as singularidades da pessoa (medos, raivas, manias e temperamento, sono e sonhos).

4. Avaliar se há negação da doença, qual a capacidade de autonomia e possíveis ganhos secundários com a doença.

5. Identificar quais sentimentos o profissional desenvolve pelo paciente durante os encontros e os limites e possibilidades para a relação clínica.

6. Conhecer projetos e sonhos do paciente (desejos) e as atividades de lazer (do presente e do passado).

"Essas são questões que em um número muito razoável de vezes apontam caminhos, senão para o projeto terapêutico, pelo menos para o aprofundamento do vínculo e da compreensão do sujeito"[40:194], além de importantes questionamentos para melhorar a compreensão sobre o significado e a aplicação das tecnologias leves.

Logicamente, entende-se a dificuldade de se realizar toda essa abordagem com a **demanda** crescente de pacientes e pelo tempo reduzido disponível para realizar atendimentos. Entretanto, não é necessário fazer toda essa apreensão de informações no primeiro contato, tampouco sobrecarregar os profissionais nas suas atividades. Esses são questionamentos para incentivar os profissionais para uma prática de cuidado criativa e compromissada, não só com os pacientes, mas também com os próprios profissionais, reconhecidos como coadjuvantes dessa mudança[40].

Retornando à "sabedoria prática", é possível traçar outros importantes pontos **convergentes** de mudança dos profissionais em relação à clínica. O caso da Dona Violeta relatado pelo médico Ricardo Ayres[126] exemplifica essa mudança.

Dona Violeta é uma senhora hipertensa descompensada que sempre chegava ao consultório reclamando da demora e da perda de tempo. Em um dos atendimentos, o médico, em vez de desconsiderar essa reclamação e focar na evolução da doença, convidou a paciente a falar sobre si mesma. A partir dessa abordagem humanizada, as consultas passaram a ser encontros. Nesse caso, o médico discorre como a mudança de sua atitude perante a paciente promoveu a recuperação do projeto existencial dela e permitiu estabelecer um vínculo terapêutico efetivo e um trabalho de manejo da saúde que passou a fazer sentido para ela, resultando no controle mais autônomo de suas condições de vida[148].

Esse caso consegue exemplificar sobremaneira como uma abordagem ampliada ou complexa da pessoa permite explorar diferentes resultados que ultrapassam a repetição de atitudes que resultam em dissabores na prática dos profissionais. Com isso, segue-se em busca da **concretização** de uma prática verdadeiramente humanizada, satisfatória a profissionais e pacientes.

Resgata também o **propósito** da saúde e, por extensão, da própria existência, sem o qual a motivação para o autocuidado se torna sem significado. A própria etiologia das enfermidades que afetam o paciente pode ter origem na ausência de objetivos de vida, e de autorrealização decorrente. A percepção de um propósito mobilizador e até o delineamento de um sentido para a vida são terapêuticos em si mesmos.

A presença da "sabedoria prática", no caso da Dona Violeta, foi apontada como o **diferencial** que tornou possível o movimento de humanização e a transformação em cuidado daquele encontro terapêutico[126]. "Cuidado como designação de uma atenção à saúde imediatamente interessada no sentido existencial da experiência do adoecimento, físico ou mental, e, por conseguinte, também das práticas de promoção, proteção ou recuperação da saúde"[126:89].

A diferença do encontro descrito entre profissional e usuária foi a **abertura** a um autêntico interesse em ouvir o outro. Essa capacidade de ausculta e diálogo está relacionada a um dispositivo tecnológico fundamental às propostas de humanização da saúde: o acolhimento. Sem confundir com recepção ou pronto atendimento, esse dispositivo está presente no contínuo da interação entre pacientes e serviços de saúde[126].

Em vez de simplesmente evitar os **ruídos** que primariamente foram detectados na interação, o profissional e a paciente melhoraram o diálogo e, assim, assumiram a corresponsabilidade pelo Cuidado na relação terapêutica. Construiu-se uma relação de vínculo, necessária para o comprometimento de cada um com suas próprias ações[126].

Como resultado desse Cuidado em saúde, profissionais e pacientes reconstroem continuamente o cuidar em um ciclo responsável de **retroalimentação**. Pode-se esperar também um enriquecimento de possibilidades terapêuticas além do corpo e seu funcionamento, promovendo a reflexão sobre os significados éticos, morais e políticos das práticas de saúde[126].

A Casuística da Dor

Vamos tomar como exemplo para reconstrução do cuidado uma queixa muito comum nos atendimentos em saúde: a dor. O conceito de dor no paradigma biomédico é a sensação ou **experiência** emocional desagradável, associada com dano tecidual real ou potencial. A dor aguda é caracterizada por ter duração menor que 30 dias; e a crônica, maior que 30 dias[149]. A dor crônica afeta entre 30 e 50% da população mundial. No Brasil, 39% da população convive com dor crônica[150]. Nos Estados Unidos, 30% da população relata dor crônica. A dor pode ser classificada em três tipos[149]:

1. **Nociceptiva:** desencadeada pela ativação fisiológica dos receptores de dor, relacionada à lesão de tecidos ósseos, musculares ou ligamentares, em geral responde bem ao tratamento sintomático com analgésicos ou anti-inflamatórios não esteroides (AINEs).

2. **Neuropática:** decorrente de lesão ou disfunção do sistema nervoso ou ativação anormal da via da dor, responde pobremente aos analgésicos usuais (paracetamol, dipirona, AINEs e opioides fracos).

3. **Mista:** relacionada à compressão de nervos e raízes que geram dor neuropática e de estruturas musculoesqueléticas (ossos, articulações, ligamentos) que geram dor nociceptiva.

Além dessa classificação, estão a fibromialgia (dor crônica disseminada associada a sintomas múltiplos, tais como fadiga, distúrbio do sono, disfunção cognitiva e episódios depressivos) e a dor miofascial (presença de pontos gatilho distribuídos ao longo de músculos vulneráveis), que são tratadas em separado devido a sua **complexidade**[149].

O **tratamento** das dores nociceptiva e mista deve respeitar a proposta da Organização Mundial da Saúde de escalonamento, composta dos degraus da escada analgésica, que utiliza de forma progressiva em ordem crescente os medicamentos analgésicos, AINEs, fármacos adjuvantes e opioides (fracos e fortes). A base do tratamento da dor neuropática envolve o uso de medicamentos antidepressivos tricíclicos e antiepilépticos na maioria dos casos, sendo os opioides reservados somente a pacientes com dor refratária aos antidepressivos[149].

Nessa perspectiva, a maior parte do tratamento da dor no paradigma biomédico envolve **medicação** escalonada que, ainda que muito eficiente, evidencia dificuldades em sua utilização, listadas a seguir[149]:

1. Abandono de tratamento por causa de efeitos adversos (entre 20 e 30% dos pacientes).

2. Ausência de vantagens em usar antidepressivo, quando comparado ao placebo, no tratamento da dor lombar inespecífica ou dor por esforço repetitivo do braço.

3. Não haver evidência de benefícios do uso de opioides, independentemente da potência, por tempo prolongado para pacientes com dor nociceptiva (tal como na osteoartrose, artrite reumatoide e lombalgia, entre outras doenças).

4. Relação existente entre o tramadol e o aumento do risco de suicídio.

5. Mesmo com a indicação de opioides para dores oncológicas, em alguns casos, os pacientes apresentam dificuldades no manejo da dor.

6. Pacientes com queixa de dor crônica frequentemente sofrem de depressão, que deve ser prontamente tratada.

Assim, para alcançar melhores resultados no tratamento da dor, começam a aparecer algumas **recomendações** na literatura científica[149]:

1. A maioria dos pacientes com dor nociceptiva e fibromialgia beneficia-se da prática regular de exercícios físicos.

2. A terapia cognitivo-comportamental, a massagem, a reabilitação e o calor local são alternativas eficazes no tratamento de dores musculares ou nociceptivas.

3. Inexiste tratamento medicamentoso eficaz para fibromialgia, apenas atividade física regular e tratamento de comorbidades como ansiedade e depressão.

4. Atividade física regular, terapia cognitivo-comportamental, terapia com calor local ou fisioterapia podem ser utilizadas pelos pacientes com todos os tipos de dor (nociceptiva, neuropática ou mista) conforme a capacidade física do doente e sob supervisão de profissional habilitado.

5. Acupuntura e diazepam são igualmente eficazes no tratamento de dor aguda na osteoartrose.

6. Nos casos de dor miofascial, além do tratamento medicamentoso, a prática de acupuntura e agulhamento a seco sobre os pontos gatilho é eficaz, além da atividade física regular.

7. A prática de acupuntura beneficia o tratamento da osteoartrite e da dor muscular crônica.

8. Em caso de dor muscular crônica, os analgésicos comuns e os AINEs estão indicados somente quando houver dor crônica agudizada, e não como tratamento de manutenção.

Em 2003, a OMS produziu um relatório com mais de 100 indicações para uso da **acupuntura**, a partir da análise de ensaios clínicos. Em relação à analgesia, a acupuntura promove o alívio da dor entre 55 e 85% dos pacientes, podendo ser superior quando comparada a drogas potentes como a morfina, que atingem 70% de alívio; e muito superior ao efeito placebo, com 30 a 35%. As doenças indicadas pela OMS para tratamento com acupuntura, relacionadas diretamente com a dor, estão listadas a seguir, em ordem alfabética[151]:

1. artrite reumatoide;
2. ciática;
3. cólica biliar;
4. cólica renal;
5. cotovelo de tenista;
6. depressão (incluindo neurose depressiva e depressão após acidente vascular cerebral);
7. disenteria;
8. dismenorreia primária;
9. dor de cabeça;
10. dor cervical;
11. dor em odontologia (incluindo dor dentária e disfunção temporomandibular);
12. dor facial (incluindo distúrbios craniomandibulares);
13. dor lombar;
14. dor no joelho;
15. dor pós-operatória;
16. entorse;
17. epigastralgia aguda (em úlcera péptica, gastrite aguda e crônica, e gastrospasmo);
18. náusea e vômito;

19. periartrite do ombro;

20. reações adversas à radioterapia e/ou à quimioterapia.

Dessa forma, percebe-se o **avanço** do tratamento da dor para além da medicação, incluindo outras práticas e recomendações. Ademais, cada racionalidade ou prática tem uma forma de compreender a dor, relacionando-a com seu significado biológico e psíquico.

A proposta, portanto, no caso da dor e dos processos saúde-doença com que está relacionada, é focar a atenção para além do corpo, para entender o que ele pode estar **simbolicamente** nos "dizendo". Para o Dr. Ryke Geerd Hamer, conflitos reais ou imaginários podem desencadear doenças que, na verdade, fazem parte de "programas especiais de sobrevivência" para enfrentar diferentes ameaças e perigos, percebidos de maneira consciente ou inconsciente pelo paciente[152].

Considerando o componente inconsciente das doenças, muitas vezes é mais fácil acessar as emoções por meio do **corpo** do que pela percepção consciente expressa através da linguagem verbal, visto que o corpo funciona como "um portal físico mais direto para o cérebro emocional e, com frequência, muito mais poderoso que o pensamento ou a linguagem verbal"[53:33]. O papel de profissionais e pacientes nesse contexto é promover a conexão e, a depender do caso, a reflexão, a compreensão e a responsabilização, mas sem culpabilização.

Assim, ao considerar a **abordagem** da dor a partir das diferentes racionalidades médicas e práticas de saúde, é fundamental fazê-lo no bojo do cuidado humanizado, apoiado no acolhimento que desenvolve a escuta qualificada, no vínculo que desvela projetos de vida, e no agir em saúde que valoriza a autonomia e a criatividade da equipe de saúde e dos pacientes.

Cuidado Multidimensional

Sob a ótica do cuidado multidimensional, a interação entre o cuidador e o paciente propicia a mudança do holopensene do paciente para melhor. A mobilização intencional das energias conscienciais e a imersão do paciente no holopensene do cuidador potencializam o **desempenho terapêutico**, para além das técnicas e recursos biomédicos disponíveis[1:522].

Nesse contexto, é valioso o profissional de saúde qualificar o domínio das **energias conscienciais** e a pensenidade pessoal, a serem aplicados na assistência ao outro. O paradigma consciencial, por exemplo, oferece diversas técnicas que compõem a tecnologia à disposição dos profissionais e a quem interessar, para impulsionar o desenvolvimento do potencial interassistencial. A vivência cotidiana dessas técnicas, em especial do estado vibracional (EV), da *assimilação simpática* (assim) e da *desassimilação simpática* (desassim) de energias conscienciais, estende o ambiente terapêutico para além das clínicas e dos hospitais de atuação profissional, a partir da energia positiva do cuidador onde quer que esteja.

O EV se torna, dessa forma, a **chave terapêutica** para os atendimentos[1], ao ir além da necessidade de equilíbrio energético do profissional, e ser concretamente aplicada na terapêutica em si, quer seja na energização de medicamentos e curativos, na mobilização direta das energias do paciente, ou pela interação com o holopensene sadio do cuidador.

Por outro lado, a não aplicação das técnicas bioenergéticas predispõe o cuidador à **intoxicação energética** profissional, a partir das energias dos ambientes e consciências, quer estes profissionais admitam ou não a dimensão bioenergética[75:427]. Tal intoxicação decorre do processo natural de interação das energias do cuidador com o paciente, os ambientes e as equipes em que atua, devido à interfusão das energias presentes em cada olhar, palavra, sentimento e pensene trocado. O aprofundamento da interfusão energética, comumente promovido pelo cuidador durante o ato terapêutico, caracteriza a *assimilação simpática* (assim) de energias conscienciais. Nesse momento, a perceptividade parapsíquica e a perscrutação energética podem levar o terapeuta inclusive a sentir o que o paciente sente, nas emoções ou fisicamente. A intoxicação energética é um fator contributivo, ainda pouco explorado, que compõe a multicausalidade da síndrome de *burnout*.

A síndrome de **burnout** é tipicamente caracterizada por três dimensões: exaustão emocional, desumanização (ou despersonalização) e reduzida realização profissional. A exaustão emocional, por sua vez, se caracteriza pelo esgotamento mental e físico e pela sensação de incapacidade, que podem levar a sintomas de ansiedade e depressão. Tal condição tem como consequência (e como causa) a desumanização, que seria um estado em que a pessoa se torna indiferente, impessoal, irônica e cínica em relação às outras pessoas, como uma forma de distanciamento social e na tentativa de minimizar a exaustão. Finalmente, as atividades exercidas perdem o sentido e o indivíduo tem a sensação de fracasso e insatisfação[153].

O *burnout* pode ter implicações que vão desde o âmbito pessoal, com consequências mais graves como o abuso de substâncias psicoativas e o suicídio, até os âmbitos profissional e coletivo, que podem resultar em risco aos próprios pacientes. Dentre as principais **consequências** físicas do *burnout*, estão cansaço excessivo, distúrbios do sono, dores musculares, cefaleias, distúrbios gastrointestinais, transtornos alimentares e redução da imunidade. Os sinais e sintomas de caráter cognitivo podem incluir dificuldade de concentração, diminuição da memória e lentidão de pensamento; os de caráter emocional são irritação, ansiedade, depressão, desânimo e agressividade; e os comportamentais incluem inibição, negligência, perda de iniciativa, tendência ao isolamento, falta de interesse pelo trabalho e/ou lazer e falta de flexibilidade[153].

Compreender as intoxicações energéticas inerentes às ações do cuidador passa a ser, então, essencial para prevenir o *burnout* e os efeitos em cascata na saúde pessoal, familiar e social. A reversão dessa tendência está na conquista da **solidariedade** interassistencial entre o cuidador, o paciente e sua família.

As intoxicações, ainda que possam ocorrer predominantemente durante as práticas terapêuticas, não raro ocorrem nos demais momentos do dia, devido ao **holopensene** fraterno e acolhedor do cuidador, disponível a assistir os demais em qualquer situação.

Tal holopensene, associado aos princípios da cosmoética e ao paradigma consciencial, quando aplicado às práticas de cuidado, caracteriza o cuidador multidimensional[153]. Este utiliza-se, além das tecnologias de saúde, daquelas disponíveis no paradigma consciencial para realizar a sondagem bioenergética, o desassédio e favorecer a reeducação e a reciclagem do paciente[153], aplicando, por exemplo, as dez **práticas** multidimensionais listadas a seguir:

1. **EV.** Realizar o estado vibracional profilático.

2. **Sinalética.** Considerar a sinalética energética e parapsíquica pessoal, que expressa os sinais e as sensações decorrentes das percepções extrassensoriais, para orientar a assistência.

3. **Assim.** Realizar assimilação e desassimilação de energias conscienciais durante os atendimentos.

4. **Iscagem.** Promover a iscagem lúcida da consciência extrafísica enferma, atraindo-a para perto do cuidador, e permitindo assisti-la a partir do seu holopensene sadio.

5. **Parapsiquismo.** Aplicar o parapsiquismo lúcido em prol dos enfermos intrafísicos e extrafísicos.

6. **Projeção.** Compreender a realidade multidimensional do paciente a partir da dimensão extrafísica, pelo emprego da projeção consciente.

7. **Tenepes.** Continuar a assistência na tarefa energética pessoal (tenepes), a partir da doação diária de energias sadias, e considerar as sugestões esclarecedoras sobre a melhor forma de abordagem e tratamento do assistido transmitido pelo amparador durante a tarefa.

8. **Ofiex**. Utilizar o recurso avançado da oficina extrafísica (ofiex), alcançada com a prática veterana da tenepes.

9. **Recin.** Buscar a autorreflexão levando à automudança recicladora no assistente e assistido.

10. **Pós-dessoma.** Promover o acolhimento pós-dessomático, após a morte biológica, e continuar a assistir o doente no extrafísico.

A adoção da sua realidade multidimensional favorece o cuidador na recuperação dos conhecimentos inatos, anteriores a esta vida, e propicia a vivência das dez **condições** listadas a seguir[153]:

1. **Benevolência:** desenvolvimento da heterobeneficência.

2. **Desassim:** eficácia pessoal na desassimilação energética.

3. **Habilidades:** retomada dos potenciais assistenciais inatos.

4. **Oportunidade:** resgate das oportunidades assistenciais perdidas.

5. **Parapsiquismo:** identificação de fenômenos parapsíquicos.

6. **Proéxis:** visão da proéxis na tomada de decisões.

7. **Recuperação:** reconquista da saúde e do bem-estar da pessoa acamada.

8. **Reeducação:** autoempenho persistente na evolução consciencial.

9. **Responsabilidades:** autorresponsabilização cosmoética.

10. **Tares:** esclarecimentos pró-autonomia consciencial.

Outra perspectiva do cuidado multidimensional é quando as vivências do próprio paciente trazem, para o dentro do **encontro terapêutico**, experiências parapsíquicas que estão impactando diretamente sua saúde.

Quando o convívio com **fenômenos parapsíquicos** não é compreendido pela pessoa que os experimenta, comumente traz angústia e sofrimento, pelo simples desconhecimento do significado real dessas sensações. Perceber-se diferente, com emoções e sensações que não cabem no paradigma vivenciado, induz a pessoa a concluir que o *problema é ela*, e não a limitação do paradigma em que vive. É comum a pessoa não compartilhar estas sensações com ninguém, por pressupor que isto é *alguma espécie de loucura*, o que aumenta ainda mais seu sofrimento. Nestes casos, a ampliação do paradigma agregando a realidade multidimensional é o primeiro passo para o autoconvívio mais sadio consigo mesma. Saber do caráter benigno das suas sensações desdramatiza o problema e permite o foco na melhoria das relações com a multidimensionalidade.

O cinema está repleto de bons exemplos de como este conflito de paradigmas ocorre, especialmente quando a situação envolve a *parapsicose* **pós-dessomática**, que é o desconhecimento, por parte da consciex, de que não é mais uma conscin se manifestando na dimensão humana. Após a morte física, a consciência continua se percebendo *viva*, pensando e interagindo e, apoiada em suas crenças pessoais, conclui estar viva nesta dimensão humana. O quadro a seguir apresenta três exemplos de filmes com essa temática:

Quadro 3. Exemplos de experiências e fenômenos parapsíquicos no cinema.

Filme	Experiência	Fenômeno
O sexto sentido (*The sixth sense*, 1999)	Retrata o conflito vivido pelo personagem Cole Sear (Haley Joel Asment), que tem visões de pessoas mortas andando entre os vivos, e é ajudado pelo seu terapeuta (Bruce Willis) a interagir com estas consciexes e a trazer ajuda e conforto a elas.	Ao mesmo tempo em que orienta o paciente, o próprio terapeuta é ajudado ao compreender que ele mesmo era uma consciex, que já havia passado pela morte física, e estava em parapsicose pós-dessomática.
Os outros (*The others*, 2001)	No filme, são *os vivos que atormentam os mortos*, quando a família de Grace (Nicole Kidman) começa a viver fenômenos estranhos na casa em que mora, com cortinas e portas se abrindo sem motivo. Tais fenômenos são, na verdade, produzidos pelas conscins que também habitam a casa.	Grace e sua família são na verdade consciexes, em condição de parapsicose, que não sabiam que tinham passado pela morte física, mas essa compreensão não é suficiente para ajudá-las a superar esta condição. No final, são os vivos que decidem por deixar a casa, pois Grace e sua família não admitem a própria condição.
Uma simples formalidade (*Una pura formalità*, 1994)	O famoso escritor Onoff (Gérard Depardieu) é interrogado pelo inspetor de polícia (Roman Polanski) em uma delegacia, durante uma investigação de assassinato, após ter sido encontrado nas redondezas do local do crime. Ao final, recorda-se de que o assassinato em investigação era, na verdade, seu suicídio.	Inicialmente, Onoff não se lembra de nada. Aos poucos, vão surgindo fragmentos de memória, até alcançar a lembrança do que tinha feito. O filme retrata bem o parapsicodrama montado, para tratar a parapsicose na dimensão extrafísica, e ajudar Onoff a recordar-se do próprio suicídio e, a partir disso, propiciar que siga sua vida extrafísica.

A vivência do parapsiquismo, contudo, não blinda a pessoa de expressar doenças mentais associadas. Dessa forma, pode haver o diagnóstico de **transtorno mental** na pessoa que também manifesta vivências parapsíquicas, interagindo e trazendo variações na expressão típica da doença. Tal fato, apesar de inicialmente poder dificultar ou confundir o diagnóstico, permite olhar a pessoa integralmente, a partir do princípio de que as raízes das doenças humanas estão na consciência.

O filme Uma Mente Brilhante (*A Beautiful Mind*, 2001) retrata a concomitância dessas síndromes. O enredo, apesar das imprecisões históricas, é inspirado na vida do matemático americano John Nash. Na trama, ele é diagnosticado com esquizofrenia, devido seus delírios e alucinações recorrentes. Aos poucos, Nash aprende a distinguir o que é real do que é "imaginário", criando uma convivência mais harmônica para si e sua família. Entretanto, os diálogos e a repetibilidade das mesmas pessoas, presentes nas suas alucinações, sugerem outra perspectiva diagnóstica: os momentos vivenciados poderiam ser interações reais com consciências extrafísicas. Ao admitir esta **hipótese**, a abordagem e o tratamento poderiam ser ampliados, ajustados, e atender com maior especificidade à necessidade da pessoa.

Outras manifestações da realidade multidimensional podem ser confundidas ou estar sobrepostas com diagnósticos biomédicos. Nesse caso, o risco da **medicalização da vida** é expandido para a *medicalização da multidimensionalidade* vivenciada pela consciência. Por isso, considerar as múltiplas dimensões amplia as possibilidades de assistência, trazendo novas perspectivas terapêuticas e de significado, dentro do paradigma consciencial. A seguir, listamos cinco exemplos de condições multidimensionais relacionados a possíveis diagnósticos da medicina convencional:

Quadro 4. Condições multidimensionais relacionadas
a possíveis diagnósticos da medicina convencional.

Medicina ocidental	Paradigma consciencial	Terapêutica consciencial
Depressão	Melancolia intrafísica (melin) decorrente do desvio da proéxis	Retomada da atuação na programação existencial
Dor fantasma	Percepção do psicossoma no local do membro físico amputado	Autodomínio energético
Alucinação, delírio, psicose	Parapsiquismo inconsciente, labilidade parapsíquica	Autodomínio energético e desenvolvimento do parapsiquismo lúcido
Pesadelos recorrentes, terror noturno	Projeção pesadelar, sonhos recorrentes retrocognitivos, catalepsia projetiva	Autodominio energético e desenvolvimento do parapsiquismo lúcido
Síndrome do pânico	Tanatofobia (medo extremo da morte)	Autoconscientização multidimensional

Um exemplo comum é a da consciência ectoplasta que, por possuir predisposição à densificação das energias, está também mais predisposta aos acidentes cotidianos consigo, sejam quedas, tropeções, esbarrões, ou com os objetos com que interage, tais como quebrar copos, queimar lâmpadas ou travar computadores que utiliza. A **ectoplasmia**, em si, não é negativa. Ao contrário, é um grande potencial para autoevolução e assistência às outras consciências. O que falta, neste caso, é a consciência coordenar suas energias, de maneira mais harmônica, para compensar o excesso de energias densas que naturalmente manifesta, e que se assemelham a pseudópodes de energias estendidos além do seu energossoma. Uma das possíveis confusões, neste caso, é simplificar o diagnóstico para um quadro de desatenção, hiperatividade ou ansiedade que também podem estar presentes, concomitantemente, com a ectoplasmia. E, se a multidimensionalidade modifica a relação da pessoa com sua saúde, também as condições de saúde podem despertar interesse pela multidimensionalidade.

Vivências relacionadas à morte e ao adoecimento, tais como a **Experiência de Quase-Morte** (EQM), o interesse em se comunicar com ente querido já falecido e os fenômenos da melhora da morte e da projeção do adeus podem despertar na consciência o desejo de compreender a realidade multidimensional.

A EQM é **fenômeno** extensamente estudado na ciência devido ao volume e à convergência de detalhes nos relatos dos pacientes. Consiste na vivência da saída lúcida fora do corpo, em momento crítico de saúde, a exemplo de um acidente grave de trânsito ou de uma cirurgia, em que a pessoa é provocada a refletir sobre sua vida, e a decidir por retornar à vida ou passar pela morte física. A melhora da morte ocorre quando o paciente, geralmente desenganado e prestes a morrer, melhora subitamente, trazendo esperanças aos familiares e aos profissionais menos experientes quanto a sua recuperação, mas, na sequência, a pessoa vem a falecer. Já a projeção do adeus é a experiência de a consciência ver ou sentir a presença de uma pessoa querida, no momento da morte biológica dela, motivada pela vontade da pessoa que está falecendo em despedir-se daquela consciência.

Auxiliar outra pessoa na compreensão das experiências parapsíquicas vivenciadas por ela demanda do profissional a disponibilidade para abdicar, em algum nível, da aplicação do próprio paradigma de vida, em prol da visão de mundo e do resgate da saúde da outra pessoa. A partir desse ponto, é possível construir **projetos terapêuticos** ajustados às necessidades e aos interesses que permitam harmonizar a dissonância entre as experiências parapsíquicas ainda não compreendidas e o paradigma de vida da pessoa que estejam gerando seu sofrimento. Nesse processo, há o resgate dos propósitos de vida, dos valores existenciais e das ideias inatas que ela possui desde antes de nascer.

A atuação do profissional de saúde enquanto cuidador multidimensional pretende, dessa forma, desenvolver espaços de atendimento que considerem as dimensões intrafísica e extrafísica, promovam a escuta física-parapsíquica e a interação cuidador-paciente em um paradigma biomédico-integrativo-consciencial. Esses espaços demandam **reciclagem** dos trabalhadores e do processo de trabalho, por meio da promoção do trinômio educação formal-autodidatismo-autoexperimentação permanentes.

Qual **autonomia** você possibilita ao outro, ao conduzir práticas terapêuticas e interassistenciais? O quanto você assume seu *papel legítimo de* **coautor**, na construção do seu cuidado, quando está na posição de paciente? As *interações energéticas* e multidimensionais são percebidas por você? Se sim, com quais **efeitos** enquanto cuidador ou paciente?

Capítulo 8
Autocuidado

"É parte da cura o desejo de ser curado."

Sêneca (4 a.C.–65)

O que você já faz por você? O quanto você se *apropria* do autocuidado? Como você o *integra* no seu cotidiano? Os objetivos deste capítulo são apresentar quais fatores estão relacionados ao **autoconvívio maduro** e propor o **método FEMA** para orientar o *ciclo dinâmico e contínuo do autocuidado.*

No paradigma consciencial, somos resultado de três **fatores** indissociáveis: a genética herdada de nossos ancestrais, a paragenética herdada de nós mesmos e a influência do meio que nos cerca.

Na **genética**, estão codificadas as tendências do código genético, que podem ou não se expressar, de acordo com a influência de outras variáveis do próprio corpo e do meio ao redor. É na abordagem desse aspecto que vamos listar as doenças e os fatores protetores de nossos pais, avós, irmãos e familiares, as intolerâncias alimentares, os desconfortos subclínicos e os fatores de risco a serem prevenidos. Também é o momento de conhecer os hábitos e as soluções que mais os ajudaram a lidar com seus problemas, parte do conhecimento tradicional da família, passado de geração para geração, e que, em muitos casos, não está registrado nos compêndios de saúde. Por exemplo, aquela intolerância alimentar à soja, identificada pela tentativa e erro da mãe, e depois identificada na filha. Ou aquela cólica intestinal que melhora quando o pai toma limonada, e que também alivia a cólica do filho quando este a ingere.

Além da genética familiar, há traços da genética que podem ser adotados mesmo quando a pessoa não conhece sua família biológica. É o caso da doença celíaca, que acomete mais as pessoas de cor branca, e do glaucoma, que afeta mais as pessoas de cor negra, ou do câncer de mama, que afeta mais as mulheres, e da apneia obstrutiva do sono, que afeta mais os homens. Você conhece **riscos** genéticos familiares a que está sujeito? E os fatores protetores de saúde herdados da família?

Na *paragenética*, estão codificadas as tendências pessoais expressadas nesta ou em outras vidas. É quando mapeamos as doenças, as enfermidades e os sintomas que foram importantes em existências anteriores, e que nos levaram à incapacidade ou até à morte. Levantamos as lições aprendidas, dos hábitos já experimentados e capazes de minimizar suas ocorrências. Analisamos as interações do temperamento com a saúde, por exemplo, o egoísmo e a depressão, o ansiosismo e a obesidade, a resiliência e o *burnout*. Os exemplos deixados por uma versão anterior de si mesmo permitem aplicar os aprendizados do passado e evitar os mesmos erros no presente.

Você conhece seus riscos de saúde paragenéticos? Já adoeceu de quê, nas suas vidas passadas?

A influência do meio, também chamada de **mesologia**, define as interações do ambiente em nossa saúde. O espectro de elementos que compõe a mesologia é extenso, variando desde os aspectos físicos, tais como a poluição e a variedade de alimentos, os energéticos, tais como a qualidade das energias dos ambientes e das consciências que nos cercam, até o contexto cultural em que estamos inseridos, com suas crenças e paradigmas predominantes. Estar lúcido quanto a essas influências é desafiador, pois nos adaptamos ao meio a ponto de não o perceber, ou de considerá-lo a única realidade possível. A consequência é considerar naturais certos riscos à própria saúde, quer seja o estresse do cotidiano, a poluição no trânsito, ou o modelo de saúde biomédico que adotamos.

Ao buscar compreender como estes três aspectos nos impactam, transformamos nosso presente-futuro, ao identificar e reciclar traços pessoais que não nos beneficiam mais, e assumir e fortalecer traços que impulsionam nossa evolução. As etapas da mudança pessoal podem ser demonstradas nos três **modelos** expressos a seguir, em ordem cronológica de proposição:

1. **Ciclo autoconsciencioterápico:** autoinvestigação-autodiagnóstico-autenfrentamento-autossuperação[154-156].

2. **Ciclo autoconscienciométrico:** avaliação-diagnóstico-reciclagem-reavaliação[157].

3. **Método FEMA de autocuidado:** encontrar-acolher-movimentar-recomeçar (*find-embrace-move-again*), proposto neste capítulo.

O agente central das ações, nos três modelos, é a pessoa que vivenciará a mudança, apoiado no princípio de que a saúde consciencial lúcida começa com a **autopesquisa**. Somente quando a pessoa assume ser a maior responsável por se entender e se conduzir, ela se apropria dos rumos da própria vida e da sua saúde. Nesse momento, se torna *conscin-cobaia* de si mesma, objeto da própria autopesquisa, alcançando a saúde consciencial avançada, conduzida de modo autoconsciente, visando potencializar a evolução[69].

A conscin-cobaia aplica o princípio da descrença na autopesquisa, é assertiva no uso dos corpos de manifestação e se mantém atenta ao fluxo da vida no Cosmos, de modo a perceber melhor as autoincongruências vividas e as síndromes pessoais. Dessa forma, se predispõe às **reciclagens** íntimas e a recompor a "inteligência presencial holossomática", eliminando feridas e sedimentos presentes no psicossoma[158].

A assunção da saúde pessoal é a assunção da própria **evolução**. Antes disso, a pessoa vai levando a própria saúde de maneira instintiva, remediando os problemas após já terem ocorrido. Prefere não buscar as causas dos problemas, e acredita em soluções simplistas e milagrosas para recuperar a saúde que deliberadamente desperdiçou. Essa é a fase da saúde elementar, ainda precária ou primária da consciência.

No momento em que a pessoa toma **lucidez**, constrói o entendimento do que é saúde para si, adequando seus desejos e expectativas, e, em muitos casos, revendo o conceito punitivo de doença para uma compreensão da doença enquanto diálogo consigo mesma e suas necessidades.

A construção do **referencial pessoal** de saúde também inicia uma nova relação da consciência com a realidade, a partir do holossoma para todas as instâncias de vida, e pouco a pouco elabora respostas para as questões:

1. O que é saúde para mim?
2. O que é doença para mim?
3. O que é cuidado para mim?
4. Quais meus hábitos de autocuidado relacionados ao(à):
   4.1. Sono?
   4.2. Alimentação?
   4.3. Higiene pessoal?
   4.4. Atividade física?
   4.5. Convívio social com familiares e amigos?
   4.6. Gerenciamento do estresse?
   4.7. Estado vibracional?
5. Qual meu paradigma de saúde?
6. Que racionalidades e práticas adoto no meu autocuidado:
   6.1. Medicina ocidental?
   6.2. Medicina tradicional chinesa?
   6.3. Medicina antroposófica?
   6.4. Homeopatia?
   6.5. Medicina ayurvédica?
   6.6. Fitoterapia?
   6.7. Osteopatia?
   6.8. Quiropraxia?
   6.9. Meditação?
   6.10. Outras práticas?

7. Quais fatores envolvidos na minha saúde?

8. Qual meu papel no autocuidado de saúde e qual papel esperado dos profissionais de saúde, familiares e amigos?

9. Quanta saúde necessito para alcançar meus objetivos de vida?

10. Até quantos anos pretendo viver? E como manterei meu corpo habitável até lá?

11. Qual meu limite de doação interassistencial compatível com minha saúde basal, necessária à manutenção da vida?

12. Quais meus principais riscos de adoecimento a serem prevenidos? E como preveni-los?

13. Quais as tendências prováveis de perda de autonomia e independência no meu envelhecimento? E como me preparar para elas? E como preparar meus familiares e amigos para elas?

14. Como preparar a mim e as pessoas ao meu redor para minha morte? Que providências preciso tomar para isso?

15. Quais projetos desejo que sejam continuados após minha morte? E como viabilizar isso?

Uma proposta para ajudar a construir o referencial pessoal de saúde é desenhar uma **linha do tempo** de saúde-doença e formas de cuidado considerando todas as fases de vida, conforme apresentado na Figura 1, a seguir:

Figura 1. Linha do tempo saúde-doença-cuidado.

Nome:

Data:

Linha do tempo saúde-doença-cuidado

Questões para reflexão	Infância	Adolescência	Vida adulta	Terceira idade	Quarta idade
Como descrever a sua condição geral de saúde?					
Quais doenças ou problemas podem ser relatados?					
Quais procedimentos ou práticas de saúde foram utilizados?					
Quais as lembranças marcantes dessa época?					
Como me vejo nessa fase da minha vida?					

Orientações

Utilize essa Linha do Tempo para organizar informações sobre sua saúde-doença e formas de cuidado.

Busque encontrar relações entre as diferentes fases da vida a partir da memória e também com a ajuda de familiares e amigos.

Adicione e organize as informações conforme necessário.

Essas informações podem ajudar a desenvolver as diferentes etapas do Método FEMA, considerando o ciclo contínuo e dinâmico de autocuidado.

Disponível para baixar gratuitamente no site: www.autocuidado.org

Conhecer a nós mesmos pelo resgate da biografia pessoal pode ser um benefício adicional desse processo de levantamento de situações de saúde e doença. Outro efeito positivo é, a partir da retrospectiva traçada, podermos construir uma prospectiva quanto ao futuro. A **metodologia biográfica** é uma das práticas da medicina antroposófica e pode ser uma importante aliada a repensar a história de vida de cada um, considerando as particularidades e as possibilidade de cada trajetória[159].

A percepção da saúde consciencial se amplia de maneira crescente ao explorar a nossa própria história, identificando novos sinais que expressam a vivência harmônica em todas as instâncias da vida, predisponentes às autocuras, a exemplo destas 30 **posturas**, listadas em ordem alfabética:

1. **Abertismo:** a disposição pessoal para deslindar neoideias e neorrealidades.

2. **Antiadicção:** uma vida sem vícios[160].

3. **Antibagulhismo:** o hábito de manter consigo apenas os pertences hígidos, eliminando os objetos negativos, evocativos ou carregados de energias gravitantes doentias, capazes de influenciar nocivamente o ambiente e a pensenidade das consciências[161,162].

4. **Anticonflitividade:** a postura íntima de buscar os elementos de convergência com as demais consciências, em especial com aquelas de menor afinidade, através da empatia e da compreensão da realidade do outro.

5. **Assistencialidade:** a ajuda sincera às demais consciências, entrosada com os amparadores[163].

6. **Autenticidade:** a expressão genuína de si, sem mascaramentos ou manipulações[164].

7. **Autodiscernimento:** as decisões ponderadas no cotidiano, sem ansiosismo nem postergações desnecessárias[1:541].

8. **Autodisposição:** a disposição pessoal em realizar seus objetivos[1:624].

9. **Autoenfrentamento:** o diálogo honesto consigo mesmo, sem "colocar panos quentes" ou contemporizações[165].

10. **Autoincorruptibilidade:** a incorruptibilidade demonstrando a saúde do mentalsoma[166:412].

11. **Autoimperturbabilidade:** a manifestação inabalável, positiva e de desassombro perante as contingências da vida[1:141].

12. **Automotivação pessoal:** a motivação íntima e a satisfação intrínseca ao trabalho em desenvolvimento, que expressam a vivência do trinômio motivação-trabalho-lazer.

13. **Bom humor:** o humor sadio, que contagia positivamente, sem as distorções negativas da ironia e do sadismo. *"Bom humor* é saúde consciencial"[75:579].

14. **Cosmoética:** a ética pessoal na relação com tudo e cada parte do Cosmos.

15. **Equilíbrio energético:** a prática frequente dos EVs profiláticos e da desassimilação simpática de energias.

16. **Fraternismo:** o sentimento legítimo pelo bem-estar de todos os seres[1:581].

17. **Higiene mental:** o cultivo da mente limpa e organizada, descartando e reciclando o que não serve mais[75:656].

18. **Higiene pessoal:** o autocuidado mantenedor do corpo e da mente[75:609].

19. **Cultivo do lazer sadio:** a sabedoria de gastar tempo para ganhar saúde consciencial[75:538].

20. **Neofilia:** a curiosidade sadia mobilizadora da autoexperimentação, renovação e acesso às verdades relativas de ponta.

21. **Organização financeira:** a relação positiva harmônica com o dinheiro e o patrimônio.

22. **Ortopensenidade:** a manutenção da pensenidade sadia potencializadora da própria imunidade orgânica[75:432].

23. **Otimismo:** a expectativa realista de que aconteça o melhor possível, para si e para todos[75:70].

24. **Pacificação:** a presença pacifista e pacificadora[75:650].

25. **Projetabilidade lúcida:** as experiências entusiasmantes em outras dimensões[167].

26. **Proatividade:** a disponibilidade íntima para atuar em prol da evolução[72].

27. **Rotinas saudáveis:** a vivência cotidiana dos hábitos edificadores da proéxis pessoal[168].

28. **Serenidade:** a postura serena, tranquila, harmonizadora nos ambientes e grupos onde atua[75:128].

29. **Sexualidade ativa:** o relacionamento afetivo-sexual harmonioso.

30. **Tenepes:** a prática interassistencial diária.

A expressão positiva de saúde é contagiante e instiga, na pessoa que presencia essas posturas, o desejo de obter o patamar de saúde já conquistado pela consciência observada. Os sinais de saúde listados, ainda que possam ser sutis e não quantificáveis, são contundentes para quem convive com eles no cotidiano. Assim atua o princípio do **exemplarismo**, quando o contato com a realidade mais harmônica do outro predispõe a consciência a refletir sobre seus interesses e necessidades.

Ao decidir por alcançá-los, tal consciência se determina a realizar reciclagens pessoais e a resgatar a melhor versão de si mesma, em geral vivenciada durante o curso intermissivo mais recente. Essa expressão sadia máxima já alcançada pela consciência representa o **padrão homeostático de referência**[169], objetivo factível de ser acessado e fixado na atual vida.

O conjunto de sinais que expressam a saúde compõe a referência, o perfil ou o modelo de saúde consciencial ideal, através do qual a consciência estabelece **metas** saudáveis a serem desenvolvidas e alcançadas com base nesse padrão de higidez[72].

A observação atenta da realidade também traz outro efeito, o de ampliar a compreensão sobre a saúde oferecida, comercializada e divulgada no cotidiano. A saúde é objeto de **desejo**, vendido em lindas embalagens e prometendo soluções milagrosas para tratar as angústias pessoais. São tantas "novidades" e informações contraditórias, que podem confundir mais que ajudar, dificultando a escolha mais acertada para si.

Por isso o melhor caminho é qualificar a **cosmovisão**, ao desenvolver continuamente a compreensão sobre o mundo da saúde e a saúde do mundo. Ao ampliar o olhar crítico sobre os conteúdos veiculados na mídia, evita-se ser seduzido pelo próprio desejo de obter uma solução mágica. Afinal, o maior vendedor é o próprio comprador, quando projeta suas expectativas no produto ofertado.

O propósito em ver além consiste em transcender as notícias cotidianas, para ir além e conquistar maior autonomia nas escolhas pessoais. Nesse caminho, a consciência constrói e aplica seu próprio método para verificar a **veracidade** das informações que lhe interessam, em fontes confiáveis e com suporte de especialistas. Os protocolos, as diretrizes, os grupos de discussão e recursos outros excelentes disponíveis, na *internet* nas redes sociais, favorecem cada consciência a tirar o melhor proveito evolutivo para si e às demais.

A percepção qualificada da realidade é essencial para o **autoconvívio** equilibrado, e permite à consciência se posicionar quanto a, por exemplo, estas 16 questões cotidianamente noticiadas, refletindo seu interesse pela própria saúde:

1. **Adoçantes.** A evitação dos adoçantes artificiais.

2. **Agrotóxicos.** A evitação dos agrotóxicos.

3. **Álcool.** A evitação do consumo de álcool e outras drogas lícitas e ilícitas.

4. **Alimentação.** O consumo diário de alimentos vivos (frutas, legumes e verduras), preferindo *descascar a desembalar*.

5. **Alumínio.** O uso de desodorante sem alumínio.

6. **Atividade.** A prática de atividade física frequente.

7. **Bebidas.** A evitação de bebidas com açúcar adicionado na rotina diária.

8. **Boca.** O hábito da higiene bucal, com ou sem flúor.

9. **Carne.** A redução do consumo da carne, a partir do onivorismo, da dieta baseada em plantas ou do veganismo.

10. **Cigarro.** A evitação do fumo e de frequentar locais com tabagismo passivo.

11. **Embutidos.** A conduta de evitar consumir produtos embutidos, ricos em conservantes e sódio.

12. **Intolerâncias.** O reconhecimento das intolerâncias alimentares pessoais.

13. **Mãos.** O hábito de lavar as mãos, para prevenir transmissão de doenças.

14. **Plástico.** A redução ao máximo do uso de plásticos com bisfenol A para consumo de alimentos aquecidos.

15. **Transgênicos.** A minimização do consumo dos alimentos transgênicos.

16. **Unhas.** A adoção do estojo de manicure e pedicure pessoal.

Tríade de Autocuidado

O autocuidado são as ações desenvolvidas pela pessoa em **benefício** da sua vida, saúde e bem-estar e que contribuem para o seu desenvolvimento e envelhecimento[170]. Na perspectiva consciencial, o autocuidado demonstra o autoconvívio maduro, a partir da experimentação e incorporação de hábitos sadios e rotinas úteis, que ampliam a harmonia pessoal e grupal, impulsionando a evolução consciencial.

Os desejos da consciência direcionam as ações de autocuidado, na busca da aproximação entre o que já se é e o que se quer ser. Mas desejar apenas não é o suficiente, pois a conquista de novo patamar de saúde depende da implementação prática das **ações**, estando apoiada nos três principais poderes pessoais: a vontade, a intencionalidade e a auto-organização[171].

O autocuidado, enquanto **estratégia** profilática-terapêutica pessoal, favorece as reciclagens e o alcance de novos patamares evolutivos. É resultado da combinação de três fatores que se relacionam e influenciam mutuamente: o autoconhecimento (a compreensão de si e do referencial de saúde pessoal), a cosmovisão sobre saúde (a visão crítica sobre o conhecimento e tecnologias de saúde oferecidas) e o bom uso dos recursos de saúde disponíveis (técnicas, práticas e profissionais). O autocuidado pode ser assim sintetizado na representação esquemática a seguir (Figura 2), em que os elementos interatuam ao modo de uma tríade.

Figura 2. Tríade de Autocuidado.

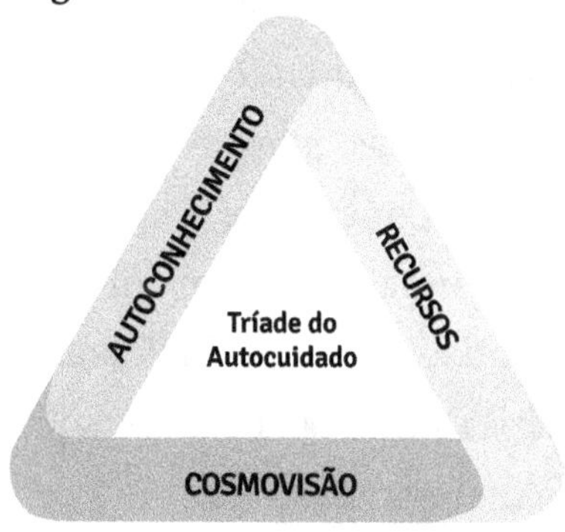

No processo de autocuidado, a consciência refina pouco a pouco o modelo pessoal de saúde, seus objetivos de vida, ferramentas e tecnologias de saúde, qualificando sua valise pessoal para aplicá-la a favor de si e dos demais. O parapsiquismo também se expande, permitindo incluir mais ferramentas parapsíquicas na valise pessoal. Dessa forma, suas pesquisas **transcendem** a realidade física e o período de tempo desta vida, e permitem compreender a realidade pessoal e grupal de uma perspectiva ainda mais ampla e sistêmica.

A identificação e a seleção dos recursos disponíveis em saúde demandam pesquisa, análise crítica e experimentação. Ainda que relevantes, pois aceleram o alcance de resultados, não substituem a vontade e a determinação da consciência, não devendo ser adotadas enquanto panaceia universal ou a solução de todos os problemas. Por melhor que seja a técnica, a prática ou o profissional, será sempre **ferramenta** a serviço da consciência, e não substituirá as reciclagens e os esforços pessoais.

Método FEMA de Autocuidado

A partir das ideias discutidas até aqui, foi estruturado o método FEMA para orientar o **ciclo** dinâmico e contínuo do autocuidado, seja na perspectiva da promoção, da prevenção, do tratamento ou da reabilitação, apoiando o desenvolvimento da saúde consciencial. O método é aplicável desde realidades mais sutis da consciência, tais como desconfortos, angústias, sintomas, traços de temperamento e interesses, até condições concretas e já categorizadas pelas racionalidades médicas, tal qual uma doença ou enfermidade diagnosticada. A abordagem é integrativa e consciencial, considerando a interação da genética-paragenética-mesologia e as perspectivas física-bioenergética-emocional-mental-parapsíquica.

O termo **FEMA** é acrônimo do polinômio *Find-Embrace-Move-Again*, concebido originalmente em inglês e traduzido no português para encontrar-acolher-movimentar-recomeçar. Ao modo de outras práticas de melhoria contínua, o método é estruturado em etapas, para facilitar a aplicação e a experimentação lúcida pela pessoa interessada. Entretanto, a separação por etapas é didática, podendo ocorrer variações, por exemplo, com etapas concomitantes ou elementos de uma etapa sobrepostos a de outra, de acordo com a dinâmica de cada consciência.

O método FEMA não está restrito e pode ser aplicado de maneira interdependente das práticas, abordagens e ferramentas existentes na conscienciologia e demais áreas do conhecimento humano, com foco na **qualificação** do autocuidado, a partir do polinômio autocientificidade-autoconscienciometria-autoconsciencioterapia--autopesquisa[172].

As quatro **etapas** do método FEMA são detalhadas a seguir:

I. *Find* (Encontrar)

A **primeira** etapa consiste em encontrar, buscar, identificar e descobrir:

1) alterações, sintomas, dificuldades, desconfortos, descontentamentos, angústias, doenças, enfermidades, desequilíbrios, tra*fa*res (traços-fardo), traf*a*is (traços-faltantes), pensenes que demandam atenção; e vontades, interesses, desejos, traf*o*res (traços-força), *insights*, inspirações;

2) profissionais de saúde que podem ajudar nesse processo, tais como médicos, enfermeiros, dentistas, fisioterapeutas, psicólogos, assistentes sociais, massagistas, osteopatas, homeopatas, naturólogos, acupunturistas, reikianos, *coachs*, consciencioterapeutas;

3) paradigmas e racionalidades que podem orientar o cuidado, tais como medicina tradicional chinesa, antroposofia, ayurveda, medicina ocidental, homeopatia, saúde integrativa e saúde consciencial;

4) grupos de ajuda, comunidades virtuais e pessoas afins ao mesmo problema ou interesse.

A busca e a identificação da necessidade pessoal auxiliam a pessoa a **explorar** e reconhecer a própria realidade consciencial. Aqui cabe se perguntar: O que me incomoda? Qual minha necessidade? O que desejo tratar? As respostas podem variar desde sensações, até doenças ou novas qualidades desejadas pela pessoa. A seguir, listamos alguns exemplos de possíveis necessidades, segmentadas por tipos, para facilitar a compreensão do exercício.

Em relação às **sensações**, posso buscar compreender no meu dia a dia, se sinto irritação quando sou contrariado ou se fico nervoso sem motivo.

Posso tentar compreender quais **sintomas** me geram desconforto, por exemplo, se percebo um aperto no peito várias vezes no dia ou se sinto resfriamento na perna direita mesmo sem sentir frio no restante do corpo.

Quanto aos meus **pensamentos**, será que penso mais em sexo do que gostaria ou repetidamente tenho pensamentos de que sou um fracasso?

Em relação às **doenças**, posso buscar identificar se tenho algum tipo de alergia no olho que me incomoda constantemente ou se tenho medo de desenvolver algum problema comum na minha família, como diabetes ou hipertensão.

Em relação ao meu **comportamento**, será que tenho traços que preciso reciclar, como, por exemplo, uma rigidez mental ou dificuldade em tomar decisões (decidofobia) que atrapalham meu convívio familiar e social; ou a dispersão da atenção e dos esforços que me dificultam completar as tarefas programadas na agenda e tornam minha rotina desorganizada. Ademais, traços que poderia melhorar como, por exemplo, ser melhor ouvinte ou mais generoso.

Posso também ter **interesses** pessoais a desenvolver, como, por exemplo, desejo de melhorar meu relacionamento com meu irmão ou dominar o estado vibracional. Além de questões profundas a descobrir, que podem aparecer enquanto *insights*, como a certeza íntima de que tenho algo importante para fazer nesta vida, mas ainda não sei bem o que é.

Na sequência, cabe identificar as práticas e os profissionais que serão adotados por si. É quando a consciência se pergunta: como desejo **abordar** minha necessidade?

Essa etapa pode demandar consultas com diferentes especialistas e a realização de questionários, avaliações e exames para iniciar a autopesquisa. Muitas vezes, são necessárias mais de uma consulta com diferentes profissionais para encontrar a abordagem adequada, levando a uma jornada similar a uma romaria ou peregrinação entre os profissionais. Algumas doenças podem merecer ainda uma segunda opinião. Durante esse processo, a incerteza e frustração pela falta de **respostas** pode gerar angústia e vontade de desistir, exigindo à pessoa redobrar sua determinação e persistência.

Outro ponto de atenção nesse momento é para não se **paralisar** nem se acomodar com diagnósticos fechados que não convidam à autopesquisa, como, por exemplo, hiperatividade, doença autoimune ou estágio terminal. Tal alerta vale tanto para pacientes quanto para profissionais de saúde, em especial nos casos em que não há mais possibilidade de cura nesta vida. A frustração da expectativa de cura, aliada à idealização da saúde, impede os profissionais de considerar a oferta do cuidado integral, por exemplo, usando tecnologias como o projeto terapêutico singular ou iniciando cuidados paliativos.

A **dificuldade** em ofertar o cuidado integral pode ser percebida nas situações relatadas no caso da Dona Luzia e da Dona Mariza e no caso crítico do Seu Antônio, descritos a seguir:

O caso da Dona Luzia

A enxaqueca apareceu durante a adolescência, sempre acompanhada de muita dor e da tentativa de alívio com vários tratamentos. Dona Luzia já tinha se consultado com diferentes profissionais de saúde cobertos pelo seu convênio, experimentado fazer dieta restringindo alguns alimentos, fisioterapia, massagem, utilizado medicamentos fortes, mas a dor continuava aparecendo. E agora, como ofertar assistência para Luzia? Como encontrar um caminho nessa situação?

O caso da Dona Mariza

Desde pequena, lembra de estar acima do peso, nunca gostou muito de atividade física, tampouco de dieta. Dona Mariza era acompanhada pela equipe de saúde da unidade básica, e os exames sempre estavam alterados, tinha diabetes, hipertensão e estava com obesidade mórbida. As orientações sempre eram realizadas, a família já tinha sido abordada, mas a situação não mudava. Como intervir em benefício da saúde da Mariza? Quais tecnologias poderiam ser utilizadas?

O caso do Seu Antônio

Em estágio terminal devido um câncer de pâncreas, está internado em UTI para receber cuidados avançados. A equipe da UTI mantém a quimioterapia prescrita para o câncer, que agora começa a ter como efeito colateral a perda da sensibilidade de mãos e pés. Sem perspectiva de cura, os prejuízos com a quimioterapia, nesse momento, começam a superar os benefícios. Quanto tempo será necessário até que a equipe perceba que a quimioterapia não traz mais benefícios relevantes e merece ser interrompida? E, ao retirá-la, o que a equipe da UTI poderá ofertar a Antônio e sua família, que substitua os esforços antes dedicados à esperança da cura? Quais são as necessidades do Antônio e da família, neste momento, a serem atendidos pelos profissionais de saúde da UTI?

Além da equipe, os pacientes também apresentam dificuldades para buscar uma assistência integral. O problema pode estar desde a concepção de saúde, passando pelo conhecimento quanto às alternativas terapêuticas e práticas existentes, até o momento de buscar um profissional que reúna as qualidades desejadas. Durante a **escolha** do profissional, cinco recursos podem favorecer a melhor decisão, listados a seguir:

1. A filiação profissional em associações e institutos dedicados ao assunto em questão, informada nas listas de credenciados ou associados disponíveis nos *sites*. A vinculação a uma sociedade não garante competência, mas demonstra o interesse e a dedicação do profissional em se qualificar no tema. Por exemplo, o fisioterapeuta credenciado no Instituto Mckenzie ou o médico da coluna associado na Sociedade Brasileira de Coluna.

2. O currículo profissional, quando disponível nos *sites* das clínicas, nas páginas e nos *blogs* ou na Plataforma Lattes. Através do currículo, é possível compreender os principais temas de interesse, a experiência e a produção científica do profissional.

3. Textos, falas e vídeos feitos pelo profissional e disponíveis em revistas eletrônicas, sites, *blogs* e mídias sociais. Excelente ferramenta para compreender a linha de pensamento e linguagem do profissional, permitindo identificar afinidades na abordagem de saúde.

4. As opiniões de clientes postadas em *sites* de busca de profissionais e em toda a *internet*.

5. As indicações e os relatos de experiência feitos por grupos de pessoas com necessidades semelhantes, que se reúnem presencialmente ou pelas redes sociais.

Essa etapa também pode demandar **custos** extras, por isso cheque as possibilidades terapêuticas no seu bairro, serviços públicos disponíveis na sua região por meio do Sistema Único de Saúde, serviços vinculados às universidades, clínicas populares e também indicações de colegas e familiares.

Um recurso gratuito e potencialmente eficaz são os **grupos** de ajuda, comunidades virtuais e pessoas afins ao mesmo problema ou interesse. Participar dos grupos é aprender com a experiência alheia, otimizando os esforços de autocuidado.

Na escolha da racionalidade, ainda é comum as pessoas buscarem uma prática biomédica e, apenas quando os objetivos de melhora não são atendidos, passarem a considerar uma nova prática dita complementar ou alternativa. Este modelo relega as práticas não biomédicas a um segundo momento no tratamento, reduzindo seu valor. Entretanto, é valioso inverter essa **lógica**, e assumir a saúde integrativa desde o início, compondo o tratamento com práticas de todos os tipos, conforme o desejo e necessidade.

Há **limitações** em todas as abordagens que merecem ser consideradas na escolha. A medicina não se mostra muito eficiente em diagnosticar e tratar transtornos que não se encaixam em um diagnóstico, devido os sintomas serem discretos, subliminares, com expressão incompleta; ou quando demandam a integração de múltiplas especialidades. Ainda assim, muitos insistem em se contentar com as limitações biomédicas, em vez de ampliar o olhar para opções "não convencionais".

II. *Embrace* (Acolher)

A segunda etapa convida para entender, compreender e **acolher** alterações, sintomas, desconfortos, doenças, *insights* e desejos, sem julgamentos ou culpabilizações, de modo a compreender a si mesmo e fomentar o autocuidado. O acolhimento comporta a cosmoética, a gratidão, a compaixão e o perdão.

O desafio, nesse momento, é integrar o **desconforto** vivenciado a si mesmo, fazendo-o parte da sua essência, ao contrário de considerá-lo um *ente* externo perturbador. O acolhimento de um problema redireciona as energias, que antes eram dedicadas a evitá-lo, em esforços para atuar na sua solução. A acolhida facilita pensar e planejar soluções. Num primeiro momento, ocorre sem que haja compreensão dos motivos íntimos que contribuíram para desencadear aquela doença, sejam conflitos, desejos ou necessidades.

Às vezes podemos estar buscando conhecimento do mundo que nos cerca e das enfermidades que nos atingem, ao mesmo tempo em que estamos fechados ao autoconhecimento. Podemos estar **resistentes** a reconhecer a própria realidade pessoal, a assumir o desafio da mudança ou a admitir e abdicar dos ganhos que a condição estudada nos traz. Por isso pode ser necessário mais de uma prática e atividade para identificar e acolher sintomas e desconfortos, especialmente quando estão envolvidas questões antigas e profundas.

Também é necessário **tempo** para compreender a si mesmo, pois, não raro, a dificuldade percebida é ainda apenas a ponta do *iceberg* da autopesquisa. Ao olhar mais atentamente, começamos a deslumbrar outras necessidades, traços de temperamento, desconfortos e oportunidades, que estão relacionados à condição estudada. Para ampliar a compreensão da condição sob tratamento, por exemplo, uma doença, propomos a aplicação do questionário a seguir, pela própria consciência interessada:

1. Esta doença me limita em quê?

2. Me impulsiona a aprender o quê?

3. Me facilita e ajuda em quê?

4. Que elementos percebo terem contribuído na sua manifestação?

5. Está relacionada a que fatos (acontecimentos intrafísicos) e *para*fatos (acontecimentos multidimensionais) desta vida?

6. Está relacionada a que fatos e parafatos anteriores a esta vida?

7. Que traços pessoais se relacionam com esta doença?

8. Que pensenes pessoais se relacionam com esta doença?

9. Que traços comportamentais herdados da família nuclear contribuíram na sua manifestação?

10. Que traços genéticos contribuíram na sua manifestação?

11. Que conflitos interpessoais contribuíram na sua manifestação?

Alguns livros e fontes auxiliam na reflexão do **significado** dos sintomas e doenças, ao propor hipóteses de correlação entre a saúde e os conflitos e necessidades simbolizados pelo corpo e pela mente. Ainda que sejam generalizações, auxiliam na ampliação do problema e estão à disposição para consulta pelo próprio leitor, tais como as sete obras listadas a seguir:

1. A Doença Como Caminho: Uma Visão Nova da Cura Como Ponto de Mutação em que Um Mal se Deixa Transformar em Bem, de Thorwald Dethlefsen e Rüdiger Dahlke[173].

2. A Doença como Linguagem da Alma: Os Sintomas Como Oportunidades de Desenvolvimento, de Rüdiger Dahlke[174].

3. A Doença Como Símbolo: Pequena Enciclopédia de Psicossomática — Sintomas, Significados, Tratamentos e Remissão, de Rüdiger Dahlke[175].

4. *La medicina patas arriba: ¿Y si Hamer tuviera razón?*, de Giorgio Mambretti e Jean Séraphin[152].

5. Diga-me onde dói e eu te direi por quê: os gritos do corpo são as mensagens das emoções, de Michael Odoul[176].

6. Cure seu Corpo, de Louise L. Hay[177].

7. *La Metamedicina*, de Claudia Rainville[178].

Entretanto, a pessoa não deve se limitar a buscar apenas abordagens cognitivas e racionalizadas para acolher sua realidade, pois parte dos conflitos permanecerá ainda não acessível ao **consciente**. Para atuar nesse espaço de difícil acesso, o caminho é adotar abordagens que acessem diretamente o cérebro emocional[53], tais como meditação, *mindfulness*, reiki, massagem, tuiná, shiatsu, constelação familiar, microfisioterapia, EFT (técnicas para liberdade emocional, do original em inglês *Emotional Freedom Techiniques*), toque psicoenergético, EMDR e psicoterapias voltadas a reviver e ressignificar memórias.

A importância da harmonia entre o cérebro cognitivo e o cérebro emocional na terapêutica é explicada pelo psiquiatra David Servan-Schreiber. Em seu livro Curar[53], já citado no capítulo 2 desta obra, expõe sete abordagens de tratamento alternativo para o estresse, a ansiedade e a depressão, que não utilizam medicamentos ou psicanálise, não têm seu mecanismo de ação bem compreendido e têm permanecido à margem da corrente principal da medicina e da psiquiatria. A hipótese do autor é que tais abordagens atuem diretamente no **cérebro emocional**, liberando traumas e dores acumuladas que o cérebro cognitivo é incapaz de remodelar apenas através do diálogo objetivo, lógico e racional.

III. *Move* (Movimentar)

A terceira etapa produz o movimento, a reorganização, a reciclagem e a **mudança** de sintomas, dificuldades, desconfortos, doenças ou pensenes. A mudança inicia pela escolha de novos objetivos e metas, em relação às cinco perspectivas: física, bioenergética, emocional, mental e parapsíquica. Podem ser alterações na rotina, nos hábitos de vida, comportamentos ou pensenes. A título de exemplo, estão listados a seguir 20 hábitos sadios e rotinas úteis, que podem compor os neobjetivos da pessoa motivada, classificados pelas perspectivas:

A. Física:

   1. alimentação saudável;

   2. atividade física;

   3. higiene do sono;

   4. práticas de relaxamento.

B. Energética:

   5. domínio do estado vibracional;

   6. assimilação e desassimilação das energias;

   7. megaeuforização, produzida a partir da exaltação máxima das energias, e geradora da aura de saúde;

   8. banhos energéticos.

C. Psicossomática:

   9. convivialidade sadia;

   10. relacionamento afetivo-sexual equilibrado;

   11. lazer sadio;

   12. reconciliação com os desafetos.

D. Mentalsomática:

   13. higiene mental;

   14. meditação livre de dogmatismos, exemplificada pelo *mindfulness* ou atenção plena;

   15. postura Cética-Otimista-Cosmoética (COC);

16. tarefa mentalsomática pessoal, pela dedicação diária à atividade intelectual produtiva.

E. Parapsíquica:

17. desenvolvimento da sinalética parapsíquica pessoal;
18. projetabilidade lúcida;
19. tenepes;
20. ofiex.

Mudar comportamentos, hábitos e pensenes exige motivação e persistência, por ser um processo de longa duração, sob o risco de acontecerem recaídas. Por isso as etapas anteriores de identificação e acolhimento são fundamentais, atuando como verdadeiros alicerces, que consolidam a compreensão sobre o problema vivenciado e sustentam o desejo de mudar da consciência. Quanto maior a **compreensão** sobre como funcionamos, desde o físico, energético, emocional, mental até o parapsíquico, melhores os resultados para incorporar mudanças. "As maiores e piores prisões são os maus hábitos"[1:541].

A **motivação** para a mudança pode ser organizada em cinco níveis, desde a pré-contemplação, quando ainda não há intenção para mudança; a contemplação, em que começa a ser considerada, mas sem previsão de início real; a preparação, com a decisão e o planejamento para iniciá-la dentro de um mês; a ação, quando a mudança está ativamente acontecendo; a manutenção, em que ocorre a sua consolidação[179]. Esse modelo foi inicialmente concebido, na década de 70, para auxiliar pessoas com dependências e vícios, mas atualmente é aplicado para diversas mudanças comportamentais, enfocando as estratégias para superar os desafios característicos de cada nível.

Na abordagem das mudanças específicas para uma fase da vida, o geriatra Dennis McCullough aprofundou o conhecimento sobre as necessidades relacionadas aos últimos anos de vida e de como promover o cuidado dos **idosos**, integrando a família, os cuidadores, os profissionais e os recursos de saúde. No livro *My mother, your mother*[180], o autor apresenta as oito estações da vida tardia e propõe maneiras para lidar com elas, a partir da própria experiência com os cuidados ofertados à sua mãe. As oito estações são estabilidade, compromisso, crise, recuperação, declínio, anúncio da morte, morte e luto/legado.

Essa necessidade foi recentemente discutida na matéria publicada pela doutora Carla Rosane Ouriques Couto[s], em que apresenta a jornada que vivenciou com a sua mãe internada. Durante a internação, ela conta que precisou rever sua **postura** enquanto filha, mulher e médica para que a mãe recebesse o atendimento adequado para tratar uma infeção urinária, em vez de um diagnóstico equivocado de problema psiquiátrico realizado por uma "medicina descuidada".

Na proximidade da morte, reconhecer as cinco fases do **luto** descritas pela pesquisadora Elizabeth Kubler-Ross (1926–2004) também pode ajudar a acompanhar os sentimentos vivenciados com a perda de um ente querido. As fases caracterizadas pela negação, raiva, barganha, depressão e aceitação não são lineares, podendo ocorrer em diferentes sequências e até com a ausência de uma ou mais delas. Alguns pesquisadores já incluem outras fases, ou propõem outros modelos para compreender o luto. Mas, independentemente do referencial adotado, a proposta aqui é incluir o luto e a morte como aspectos a serem dialogados consigo mesmo, com os familiares e os cuidadores.

---

s   https://www.slowmedicine.com.br/delirium-sobre-as-nossas-maes/

Para otimizar e manter o foco da mudança, a orientação de profissionais experientes é um **recurso** valioso, por exemplo, com apoio de psicoterapia, *coaching*, *biofeedback*, *Cultivating Emotional Balance* (CEB), Programação Neurolinguística (PNL), entre outras práticas. Afinal, conforme escreveu o poeta americano Robert Frost, o melhor caminho para sair de uma situação é sempre seguindo através dela (*"...the best way out is always through"*).

A **experimentação** de técnicas, práticas e recursos propostos pela conscienciologia também auxilia na etapa de mudança para alcance de novo patamar de autocuidado. Eis, a título de exemplo, 60 técnicas, práticas e ferramentas conscienciológicas, descritas nas publicações indicadas nesta obra, e sugeridas para estudo e aplicação pela consciência interessada:

1. Agenda de autopensenização.
2. Autorado conscienciológico.
3. Balanço existencial.
4. Binômio admiração-discordância.
5. Código Duplista de Cosmoética (CDC).
6. Código Grupal de Cosmoética (CGC).
7. Código Pessoal de Cosmoética (CPC).
8. Código Pessoal de Generosidade.
9. Colégios invisíveis da conscienciologia.
10. Conscienciograma.
11. Consciencioterapia.
12. Contragolpe evolutivo.
13. Dinâmicas parapsíquicas.
14. Docência conscienciológica.
15. Encapsulamento consciencial.

16. Estado vibracional (EV).

17. Insinuações evolutivas.

18. Laboratórios de autopesquisa.

19. Megaeuforização.

20. Ofiex.

21. Paracirurgia.

22. Retrocognição.

23. Sinalética energética e parapsíquica pessoal.

24. Técnica da autorreflexão de 5 horas.

25. Técnica da base intrafísica blindada.

26. Técnica da chuveirada energética.

27. Técnica da circulação fechada de energias.

28. Técnica da conscin-cobaia.

29. Técnica da desassimilação energética simpática (desassim).

30. Técnica da eliminação das automimeses dispensáveis.

31. Técnica da exaustividade.

32. Técnica da expansão pulmonar.

33. Técnica da imobilidade física vígil.

34. Técnica da inversão existencial (invéxis).

35. Técnica da lei do maior esforço.

36. Técnica da Mobilização Básica das Energias (MBE).

37. Técnica da quebra da rotina.

38. Técnica da quebra dos condicionamentos[121].

39. Técnica da reciclagem existencial (recéxis).

40. Técnica da tábula rasa.

41. Técnica das 50 vezes mais.

42. Técnica de levantamento dos aportes.

43. Técnica de mais 1 ano de vida intrafísica.

44. Técnica do arco voltaico craniochacral.

45. Técnica do autoinventariograma.

46. Técnica do circuito coronofrontochacral.

47. Técnica do cosmograma.

48. Técnica do padrão homeostático de referência.

49. Técnica do perdão.

50. Técnica do sorriso desassediador.

51. Técnica do trabalho antelucano.

52. Técnica dos 10 dias de isolamento.

53. Técnica dos 10 valores pessoais básicos[121].

54. Técnica profilática do "ainda não é".

55. Técnica da autopacificação interassistencial.

56. Técnica da irreverência tarística.

57. Técnica da qualificação da intenção.

58. Técnicas para projetabilidade lúcida.

59. Tenepes.

60. Voluntariado conscienciológico.

O conjunto de ações terapêuticas construídos pela consciência para alcançar os objetivos desejados, a partir do método FEMA, compõe o **autoprotocolo** personalizado. Quanto mais detalhado e estruturado for este autoprotocolo, melhor refletirá a realidade específica da pessoa, otimizando as reciclagens íntimas. Dessa forma, o autoprotocolo se opõe aos protocolos pré-estruturados, individualizando o cuidado. Ao mesmo tempo, está aberto para ser constantemente revisado e ajustado às novas realidades e aos contextos vivenciados.

A interpretação dos resultados alcançados com o autoprotocolo pode desafiar a lógica tradicional, pois há **respostas paradoxais,** quando a saúde é abordada a partir de outros paradigmas. A seguir, citamos seis respostas paradoxais, que demonstram que a pessoa, apesar do aparente retrocesso, pode estar avançando no autocuidado:

1. **Piora.** O agravamento ou piora da saúde pessoal que, ao explicitar os conflitos e as necessidades pessoais, aprofunda o autoconhecimento, resgata a autoconexão e propicia a recomposição da saúde.

2. **Lentidão.** A lenta melhora nas doenças que naturalmente possuem um ciclo longo de recuperação, a despeito dos esforços pessoais para acelerar este processo. A expectativa frustrada de uma rápida melhora, não raro, oculta as pequenas conquistas rumo à cura.

3. **Reaparecimento.** O reaparecimento de doenças que a pessoa já teve no passado, durante o tratamento da condição atual, sugerindo que ambas as situações estão relacionadas. Doenças diferentes podem representar gradações do mesmo conflito pessoal, se manifestando de forma seriada. Para sua resolução, o corpo fará o caminho inverso, podendo expressar sintomas que há muitos anos a pessoa já não sentia mais.

4. **Cronicidade.** A continuidade da doença crônica, apesar dos esforços da pessoa em superá-la e eliminar o uso de medicamentos e outros cuidados associados. Visto que a doença crônica atua enquanto estabilizadora da reciclagem íntima em curso, nem sempre é possível eliminá-la sem prejudicar a reciclagem que está sendo realizada. Pode haver, nesse caso, uma permissão implícita da pessoa para conviver com a doença, a partir do seu interesse legítimo em superar a condição ou o conflito pessoal que a deflagrou.

5. **Equilíbrio.** O aparecimento de uma nova enfermidade na pessoa convalescente, necessária para reequilibrar os efeitos da doença anterior. Por exemplo, uma infecção intestinal aguda, surgida no estágio final de recuperação de uma lesão muscular. Nesse contexto,

da mesma maneira que uma doença pode ser o deflagrador de uma crise evolutiva, também pode ser um recurso para o restabelecimento da melhor saúde ao final da doença superada.

6. **Terminal.** Em doenças terminais, não é possível recuperar a saúde plena, devido à degradação natural do corpo, mas outros componentes do bem-estar pessoal podem estar melhorando, ser acompanhados e aferidos, tais como o conforto, o amor próprio, a compreensão do significado da enfermidade e do sentido da vida, a preparação pessoal e da família para a morte biológica da consciência.

IV. *Again* (Recomeçar)

A última etapa significa **recomeçar**, reiniciar ou simplesmente "de novo", e simboliza a transição entre o final do ciclo atual e o início do novo ciclo. O objetivo de dedicar uma etapa à transição dos ciclos é demonstrar como o autocuidado é dinâmico e contínuo, atendendo aos mesmos princípios da saúde consciencial, sob necessidade constante de adaptações e flexibilidade da consciência, ou seja, encontrar, acolher, mudar, para então começar tudo de novo.

A **disposição** ao final de cada ciclo pode ser expressa pelo famoso personagem *Baby*, da série americana de televisão Família Dinossauros, icônica dos anos 90, quando a consciência deseja *de novo, de novo e de novo* experimentar um novo ciclo, com alegria e entusiasmo. A atitude mental dessa fase também é descrita pela "mente de principiante", valorizada nas práticas de meditação e *mindfulness*, que permite olhar com curiosidade todas as situações, mesmo que já aparentemente conhecidas pelo indivíduo.

A perspectiva de recomeço traz implícita a **postura** de não se apressar ou queimar etapas, pois, ao final do ciclo, um novo se inicia.

A consciência, dessa forma, não "se livra" do problema ao final de cada ciclo, mas recomeça um novo. A melhor abordagem é, então, valorizar cada etapa, ainda que possam se sobrepor, pois é fundamental que ela seja realizada e bem conduzida para alicerçar novo patamar de saúde consciencial. O processo não é simples e demanda tempo, coragem e atenção daqueles que decidem ampliar suas possibilidades de autocuidado e autopesquisa.

Nesse sentido, os ciclos de autocuidado se assemelham ao ouróboro, representado pela serpente que come o próprio rabo, e que simboliza o ciclo da evolução, renovação e eternidade. Aproxima-se ainda das premissas da técnica da **circularidade**, proposta por Vieira[181], na qual a consciência se utiliza de múltiplas abordagens para compreender melhor o tema em estudo, e aplicá-lo a favor da evolução:

> "A *técnica da circularidade* é o emprego da pesquisa conscienciológica, didática, por intermédio de abordagens multifacetadas, cíclicas, do mesmo assunto complexo, dissecando, anatomizando e enriquecendo com enumerações e detalhismos exaustivos, pouco a pouco, a complexidade da estrutura do constructo conteudístico do fato ou fenômeno, parafato ou parafenômeno, a fim de entendê-lo melhor, organizando, ao fim, o concerto enciclopédico de vários instrumentos evolutivos interatuantes, ao mesmo tempo, em diferentes áreas de manifestação, especialidades da Conscienciologia e qualidades de temas megafocais"[181].

O tema do novo ciclo poderá ser do mesmo eixo temático, uma variante do tema anterior, ou ainda ser um tema completamente novo. A disposição dos temas nos ciclos pode ser representada por um cesto cheio de novelos de linha. Cada **novelo** representa um tema de autocuidado e, a cada ciclo, a consciência retira do cesto um novelo, o desenrola até onde puder, e o reorganiza. No próximo ciclo, poderá retirar o mesmo novelo, dando continuidade ao tema do ciclo anterior, ou retirar um novelo completamente novo, e desenvolver outros aspectos pessoais.

Entretanto, a cada ciclo, a consciência não retoma de onde parou, mas de um ponto acima na escala de lucidez quanto ao autocuidado, mais preparada e competente para apoiar a si e aos demais colegas de evolução nesse **movimento** incessante. Tal aprendizado integrará a inteligência evolutiva da consciência, pela qual compreende e adapta-se melhor à vida humana[182].

Com o objetivo de facilitar a organização do planejamento e os resultados alcançados, estas autoras desenvolveram o Canvas de Autocuidado (Figura 3), que busca agrupar os pontos-chave de cada etapa do ciclo em um quadro único. O Canvas proposto pode ser customizado, ou ainda pode ser substituído por outra **ferramenta** que permita o acompanhamento do autocuidado, conforme o estilo e especialismo de cada pessoa. E ainda pode ser utilizado em conjunto com outros instrumentos de apoio, tais como o registro em diário pessoal, preenchimento de *checklist* diária de tarefas, a manutenção do histórico de saúde em uma linha do tempo e a adoção de cartões de enfrentamento, entre tantos outros.

Ao resgatar a casuística da dor apresentada no capítulo 7, preenchemos o Canvas de Autocuidado (Figura 4) a partir de uma situação comum, de modo a facilitar a compreensão de como utilizar essa ferramenta. Nesse caso, a pessoa convive com uma dor de cabeça que a incomoda, percebe a possibilidade de novas práticas de cuidado e a influência da sua rotina de vida na expressão da dor. As perguntas promovem a reflexão e auxiliam na construção de respostas para orientar a **aplicação** do Método FEMA.

Figura 3. Canvas de Autocuidado.

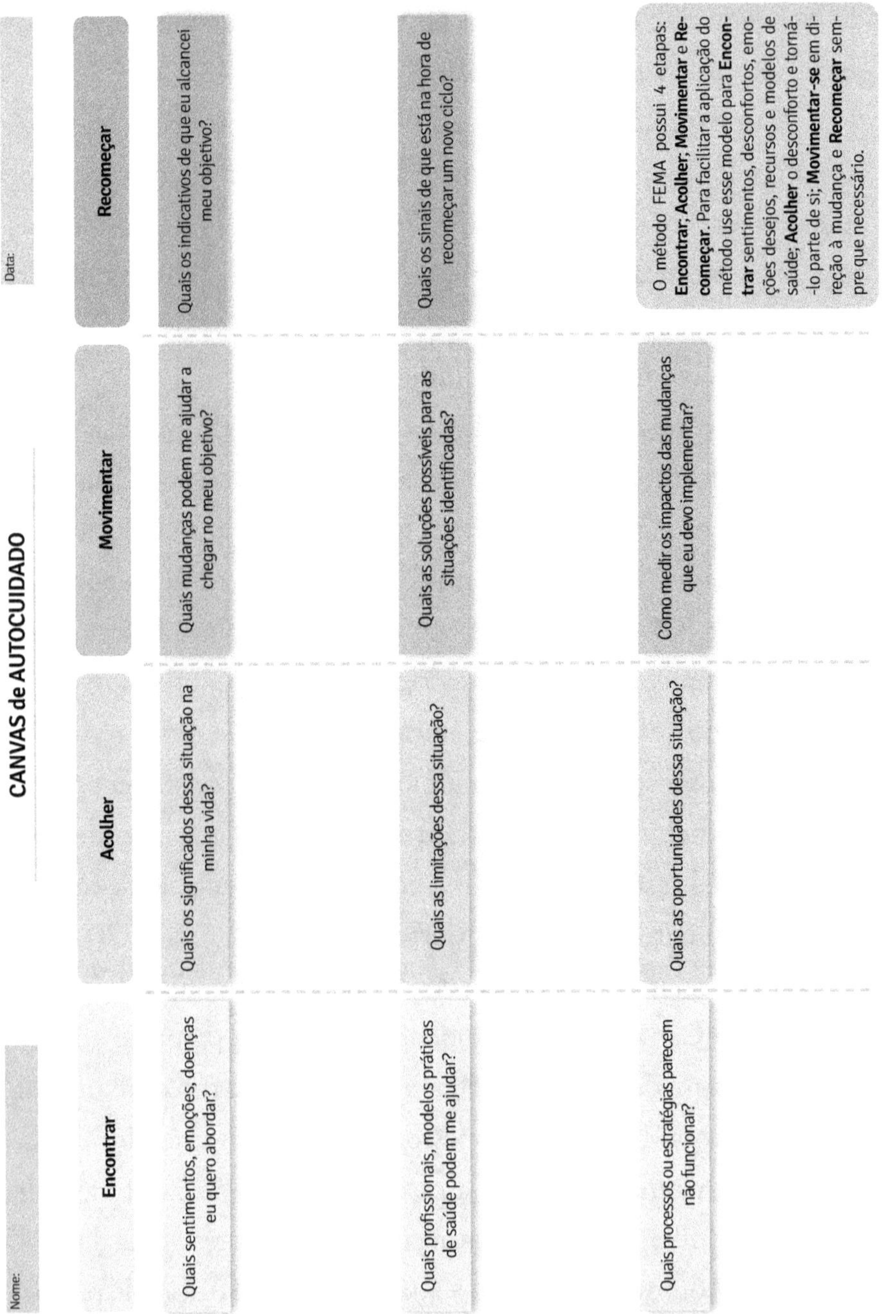

Disponível para baixar gratuitamente no site: www.autocuidado.org

Figura 4. Exemplo de Canvas de Autocuidado preenchido.

Nome: J. S. L.

CANVAS de AUTOCUIDADO

Data: 30/II/2020

Encontrar	Acolher	Movimentar	Recomeçar
Quais sentimentos, emoções, doenças eu quero abordar?	Quais os significados dessa situação na minha vida?	Quais mudanças podem me ajudar a chegar no meu objetivo?	Quais os indicativos de que eu alcancei meu objetivo?
dor de cabeça	percebo que tenho dores de cabeça sempre que estou sobrecarregado ou durmo pouco	- trabalhar no máximo 8h / dia - dormir pelo menos 7h / noite	- diminuição das crises de dor de cabeça - otimização das tarefas diárias
Quais profissionais, modelos práticas de saúde podem me ajudar?	Quais as limitações dessa situação?	Quais as soluções possíveis para as situações identificadas?	Quais os sinais de que está na hora de recomeçar um novo ciclo?
neurologia fisioterapia acupuntura shiatsu	não consigo trabalhar, é uma parada forçada no meu ritmo	- reorganizar minha agenda - renegociar prazos de entrega de tarefas - assistir menos televisão antes de dormir	quando eu perceber que não acordo descansado ou que estou ficando muito tenso durante o dia ou outra condição que pode estar influenciando minha dor de cabeça
Quais processos ou estratégias parecem não funcionar?	Quais as oportunidades dessa situação?	Como medir os impactos das mudanças que eu devo implementar?	O método FEMA possui 4 etapas: **Encontrar; Acolher; Movimentar** e **Recomeçar**. Para facilitar a aplicação do método use esse modelo para **Encontrar** sentimentos, desconfortos, emoções desejos, recursos e modelos de saúde; **Acolher** o desconforto e torná-lo parte de si; **Movimentar-se** em direção à mudança e **Recomeçar** sempre que necessário.
medicamentos que me fazem dormir mas não diminuem a recorrência das crises	pode me ajudar a rever o meu ritmo de trabalho, horas de sono	- anotar em um diário horas de trabalho/sono para avaliar a proporçãc - anotar o início e fim das crises de dor de cabeça - comparar a frequência das crises com a proporção de trabalho/sono	

A **aplicação** do método FEMA na prática é demonstrada na história de saúde do Seu Anastácio.

O Caso do Seu Anastácio

Seu Anastácio sempre foi um esportista dedicado, treinava muitas horas por semana, competia em provas, mas reiteradamente tinha lesões musculares nos treinos que exigiam que ele reduzisse o ritmo e o impediam de competir. Buscou tratamento convencional, com ortopedia e fisioterapia, mas as lesões continuavam, apesar de não ter sido encontrado um motivo que justificasse as lesões. A falta de respostas e resultados o levou a buscar outras formas de abordar o problema, quando procurou um terapeuta integrativo. Na terapia, encontrou outras possíveis interpretações para o problema de saúde que vivia, ao refletir sobre o significado da sua enfermidade. O que o corpo estava lhe dizendo? Que conflito estava representado nos seus sintomas? Que necessidade pessoal ele não estava atendendo? A busca em entender qual era o problema, o que era necessário para melhorar, quais profissionais poderiam apoiá-lo e qual o significado da sua doença definem a etapa *Encontrar*.

Na terapia, percebeu que, enquanto o esporte ocupava grande parte da sua vida, o convívio com a família e outros desafios profissionais estavam sendo pouco atendidos. A partir dessa compreensão, pôde perceber os benefícios que aquela doença poderia lhe trazer, ao ampliar a conexão consigo mesmo. Esse momento de introjeção da doença, que a faz ser parte de si, caracteriza a etapa *Acolher*.

A partir disso, fez mudanças na sua rotina para equilibrar a dedicação a estas questões. Começou a ter mais momentos em família, a se dedicar a um projeto profissional e buscar outras formas de harmonizar a ansiedade que antes era extravasada no esporte. As ações iniciadas marcam a etapa *Movimentar*.

Alguns meses depois, começou com outro quadro de lesão muscular, ainda mais limitante e doloroso que o anterior. Nesse momento, Anastácio ficou confuso, será que estaria fazendo *tudo errado*? Se ele estava no caminho certo, por que estava piorando? A necessidade de reiniciar um novo ciclo de autocuidado caracterizou a etapa *Recomeçar*.

Ele então buscou novamente ajuda para interpretar o que estava vivendo e, ao avaliar o possível significado desses novos sintomas, se deu conta que estavam relacionados com algumas inabilidades em lidar com as situações familiares e profissionais que tinham sido desencadeadas a partir do momento em que começou a se dedicar mais a estes dois eixos da sua vida. O movimento de buscar respostas e apoio define uma nova etapa, *Encontrar*.

Foi quando conseguiu perceber que aquela nova doença era parte de si, e resultado dos movimentos que estava fazendo para atender as necessidades ouvidas durante a doença anterior. A doença havia evoluído, pois ele também havia avançado na capacidade de atender suas necessidades. Se antes evitava percebê-las, agora tinha dificuldades em conduzir as iniciativas com equilíbrio e conseguia perceber sua ansiedade atuando. Tal compreensão dissipou suas angústias e lhe trouxe ânimo novo para continuar prosseguindo no seu autocuidado. Trouxe também referências para realizar novos ajustes, na sua atuação familiar e profissional. Para ampliar ainda mais sua compreensão de saúde, começou a ler o livro: Diga-me onde dói e eu te direi por quê? do autor Michael Odoul[176]. A apropriação da doença às mudanças de vida que estava realizando, trazendo um sentindo de pertencimento e motivação que impulsionam a mobilização pessoal, demarca uma nova etapa, *Acolher*.

O entendimento dos pontos que ainda precisavam ser refinados lhe permitiu traçar a nova estratégia de ação, que envolvia o tratamento da doença em si, e o novo ajuste da sua atuação com a família e no projeto profissional em desenvolvimento. O processo de recuperação não foi linear, houve momentos em que exagerou na reabilitação física, e as dores pioraram. Mas essas oscilações serviram de sinalizadores para novos ajustes no tratamento. As iniciativas e os ajustes no tratamento sinalizam uma nova fase, *Movimentar*.

Aos poucos, as dores foram melhorando e, quando já estava quase liberado para treinos leves, teve uma infecção intestinal importante, acompanhada de diarreia, que o deixou limitado e o fez emagrecer mais de 3 kg. Para tratar essa nova doença, buscou ajuda médica, com a qual se recuperou. O aparecimento dessa nova crise na saúde pessoal demarca a etapa *Recomeçar*.

Só que, ao contrário do que aconteceu nas demais crises de saúde, dessa vez, Anastácio não ficou desnorteado por se sentir doente. A doença naturalmente tinha sentido para ele, pois parecia uma grande limpeza para purificá-lo de todo o acúmulo de dores, tensões, e até de peso, que tinha ganhado durante o período do tratamento. Para checar seu entendimento sobre o que esta doença representaria dentro da sua história, ele buscou informações nos livros e na *internet*, que o ajudaram a confirmar seu raciocínio. Dessa vez, Anastácio conduziu as etapas *Encontrar* e *Acolher*, sem necessitar de um profissional para ajudá-lo a decodificar o significado do que estava vivendo.

Ao comentar com sua esposa que aquela doença tinha sido boa para ele, ela achou estranho, mas o descrédito dela não abalou sua convicção: aquela doença tinha seu propósito. Recuperado da infecção, ele se sentia bem e disposto para reiniciar seus treinos, e para conciliar o esporte com os outros eixos da sua vida.

Didaticamente, as etapas do método FEMA podem ser **organizadas** pela ferramenta 5W2H, conforme o quadro a seguir:

Quadro 5. Método FEMA organizado na ferramenta 5W2H.

Etapa	Find	Embrace	Move	Again
O quê? *What?*	**Encontrar** Identificar Buscar Procurar	**Acolher** Reconhecer Perceber	**Movimentar** Mudar Mexer Reciclar	**Recomeçar** Reiniciar "De novo"
Por quê? *Why?*	Assumir que há um desconforto* e identificar o que ele é permite atuar para transformá-lo.	Acolher o desconforto torna-o parte de mim, e me empodera para modificá-lo ao mudar a mim mesmo.	Transformar o desconforto demanda romper a inércia, movimentar-se em direção à mudança.	O autocuidado não tem fim.
Onde? *Where?*	Em casa, no trabalho, em trânsito, nos laboratórios de autopesquisa, no atendimento terapêutico, na dimensão extrafísica e em todo lugar em que a consciência se manifestar.			
Quando? *When?*	Ao perceber um desconforto, ainda não identificado.	Ao sentir estranhamento em relação ao desconforto, desejar evitá-lo, negá-lo, ou ao tratá-lo com desvalia.	Ao identificar objetivos e metas desejados em relação ao desconforto vivenciado.	Ao concluir um ciclo.
Quem? *Who?*	Pela própria consciência, com apoio de familiares, amigos, terapeutas, amparadores e demais consciências predispostas à assistência.			
Como? *How?*	Autopesquisa apoiada em abordagem integrativa e consciencial, considerando três fatores: genética, paragenética, mesologia; e cinco perspectivas: física, bioenergética, emocional, mental e parapsíquica. Com aplicação de diferentes racionalidades médicas, práticas integrativas e complementares, técnicas e recursos de autopesquisa. Com apoio terapêutico especializado, conforme interesse e necessidade.			
Quanto? *How much?*	Atributos: autoesforço e dedicação. Tempo: horas de autopesquisa. Energia: psíquica e consciencial. Dinheiro: varia conforme a escolha dos recursos, das práticas e das terapêuticas.			

*Desconforto, neste quadro, representa quaisquer alterações, sintomas, dificuldades, descontentamentos, angústias, doenças, enfermidades, desequilíbrios, trafares, trafais, pensenes que demandam atenção; e vontades, interesses, desejos, trafores, *insights* e inspirações.

De modo a ampliar as **possibilidades** de práticas de autocuidado e estímulos à autopesquisa, além de consultar os conteúdos descritos nesta obra, é importante manter a neofilia, pois o desenvolvimento da saúde consciencial é dinâmico, e novas práticas e técnicas são apresentadas e pesquisadas diariamente, inclusive por você. Este é nosso convite: para que desenvolva suas próprias práticas de autocuidado, experimente, divulgue, publique e contribua com o *corpus* de saúde integral.

Você identifica oportunidades para *ampliar* suas práticas de **autocuidado**? Que *ferramentas* já utiliza para isso? Como você pode *aplicar* o **método FEMA** consigo mesmo e com outras pessoas na *construção do autocuidado*?

Capítulo 9
Autoconsciência e Autopesquisa

"Initium sapientiae cognitio sui ipsius"
(O princípio da sabedoria é o conhecimento de si mesmo)
Ditado latino

No seu cotidiano, você é convidado a *pensar sobre si mesmo*? Como é feita essa abordagem? Como você desenvolve sua *autopesquisa*? Os objetivos deste capítulo são apresentar a autopesquisa enquanto *ferramenta* para o **autoconhecimento** e para o **autocuidado** e incentivar o leitor a desenvolver a **autoconsciência** e vivenciar o cotidiano com mais *lucidez e cientificidade* aplicada.

Desde a Antiguidade, a abordagem da autoconsciência gera inquietudes e enfrentamentos. O dístico ***"Conhece-te a ti mesmo"*** (do original grego, *gnōthi seauton*), inscrito na entrada do templo de Apolo, já instigava os visitantes do mundo antigo, que iam em busca das profecias das pítias do célebre Oráculo de Delfos, na Grécia Antiga.

Nesse mesmo templo, Sócrates teria sido declarado o homem mais sábio, dando origem ao popular paradoxo socrático *"Só sei que nada sei"*, que muitos estudiosos afirmam jamais ter sido dito por ele. Apesar disso, tal frase sintetiza uma das premissas socráticas: de que o reconhecimento da própria **ignorância** é essencial para a obtenção do conhecimento.

O processo resultante de conhecer e entender a si mesmo é denominado **autoconhecimento**, e engloba o paradigma pessoal, o temperamento, o comportamento, as motivações e os interesses, a pensenidade, os traf*o*res-traf*a*res-traf*a*is, e, expandido além desta vida, a holobiografia e a holomemória pessoais. Está intimamente relacionado ao desenvolvimento da autoconsciência, enquanto agente dessa capacidade de se perceber e conhecer.

A **autoconsciência** foi apresentada por Kant enquanto "consciência do eu como agente do pensamento e do conhecimento da realidade"; e por Hegel segundo "a consciência que o eu adquire de si mesmo quando se reconhece como agente da realidade externa, vista em conformidade com seu próprio reflexo"[t]. Já segundo Vieira:

> "A autoconsciência é a faculdade ou capacidade de o ser humano estar consciente de sua existência, ou ser consciente de estar consciente de sua mente, de seus pensamentos e sentimentos, envolvendo outras faculdades mentais tais como a razão, a memória e a imaginação"[67:238].

Autoconhecimento e autoconsciência recebem diferentes **significados**, sendo geralmente diferenciados pelo primeiro indicar o conhecimento em si e o segundo, a consciência em relação a si mesma, que faculta a construção deste conhecimento. Para alguns pes-

---

t   https://www.aulete.com.br/consci%C3%AAncia

quisadores, podem ser adotados como sinônimos e, no uso popular, não é raro serem tratados tendo o mesmo sentido. Convivem ainda com outros conceitos de acepção semelhante, tais como autocognição e autognose. Interatuam, ainda, com as funções ou faculdades mentais, tais como a atenção, a memória, a lucidez e o discernimento, com aproximações práticas entre os conceitos.

Apesar de os dois vocábulos possuírem diferenças concretas, na prática, interagem continuamente, sendo difícil caracterizar tais diferenças durante a vivência da investigação da própria pessoa. Discernir entre o autoconhecimento e a consciência sobre si que faculta este conhecimento é, até certo ponto, uma **distinção** teórica, pois o conhecimento produzido se incorpora à autoconsciência que faculta novos conhecimentos.

Entretanto, o refinamento em distinguir esses conceitos permite à pessoa discriminar entre a habilidade de se observar e o conteúdo observado. O exercício de se manter consciente do próprio comportamento e apreendê-lo faculta aprofundar a **autopesquisa**. Em consequência, impulsiona as recins (reciclagens intraconscienciais), rumo aos objetivos desejados pela consciência, estejam relacionados à autoqualificação, à autorrealização, ou à melhoria da saúde e do cuidado pessoal. "A autoconsciencialidade equilibra a vida"[1:151].

Através da autopesquisa, cada pessoa pode construir respostas para os questionamentos pessoais, reduzindo os *achismos* e se aproximando da análise mais precisa de si mesmo. Tais descobertas representam as **verdades relativas** ao momento da consciência, mais avançadas ou de ponta, resultantes da capacidade pessoal em compreender sua realidade, no processo de ampliação do autoconhecimento e da autoconsciência.

No caminho da autoconsciência, admitimos as **similaridades** humanas, ao mesmo tempo em que reconhecemos a singularidade de cada consciência, e as limitações da ciência ocidental em prover conhecimentos tão imbricados no universo intangível e multifacetado da nossa personalidade.

A ciência é melhor em reconhecer padrões humanos do que em explicar exceções. Nesse contexto, a autopesquisa permite ainda o estudo das **singularidades** pessoais, ainda pouco estudadas pela ciência, por serem exceções, excrescências ou extrapolações nas manifestações diuturnas das consciências neste planeta.

Dessa forma, a autopesquisa transforma a visão sobre as pessoas e o mundo ao nosso redor, ampliando a **cosmovisão**. Conhecer a si favorece a compreensão do outro, mas os efeitos não param por aí. A autoaceitação favorece aceitar o outro, e a autoqualificação potencializa a capacidade pessoal de auxiliar a qualificação das demais pessoas.

A **autopesquisa** é o estudo ou pesquisa da própria consciência, por si mesma, empregando todos os instrumentos pesquisísticos disponíveis, ao mesmo tempo, no íntimo da consciência e no Cosmos[75:81]. Objetiva desenvolver o autoconhecimento e a autoconsciência, de modo a atingir os objetivos evolutivos pessoais[183].

Ao pesquisar exaustivamente e continuadamente a si própria, de forma pessoal e participativa, a consciência promove a correção da autoimagem, a anatomização dos conflitos íntimos e a **autoreestruturação** pedagógica, a partir do autodidatismo e da reeducação pessoal. As reciclagens pessoais conquistadas impactam ainda as pessoas ao redor do pesquisador, podendo servir de inspiração e motivação a também trilharem o caminho da autopesquisa, rumo ao autodesenvolvimento.

Nesse caminho, a consciência amplia o altruísmo vivenciado, combate o egocentrismo infantil e melhora pouco a pouco a **autocrítica** pessoal com a aquisição do *autodesconfiômetro,* do *semancol* ou *semancômetro*[184].

Construir o autoconhecimento requer que a pessoa conduza a pesquisa de si mesma a partir de paradigma e método compatíveis com seu **objeto** de estudo: a própria consciência. Na autopesquisa, o conhecimento científico é o ponto de partida para ampliar o *saber sobre si,* a partir da apreensão de verdades relativas de ponta (verpons). Contudo, a comprovação das teorias formuladas somente é realizada a partir da autoexperimentação[183].

Neste momento, ocorre a **inversão** da lógica de produção das verpons, quando a verdade passa a ser construída na pessoa, dentro das suas vivências, em detrimento do conhecimento que está em seu exterior[185:902]. Carl Rogers[146:35] sintetiza essa supremacia ao afirmar que "a experiência é para mim a autoridade suprema". Tais autoexperimentações transformam e fundamentam o neoparadigma pessoal da consciência[1:59].

Eis três **diferenciais** da autopesquisa em comparação a *beber na fonte* da ciência ocidental:

1. A consciência se dedica ao tema que desejar, se **libertando** pouco a pouco das preferências e dos direcionamentos prevalentes da ciência-mídia-religião.

2. A consciência conquista a **autonomia** na construção do próprio conhecimento, sem depender das heteropesquisas e dos conhecimentos produzidos pelos outros.

3. A consciência se aprofunda na sua **essência**, personalíssima, sem igual no Cosmos, e encontra respostas que só se aplicam a si.

O processo da autopesquisa é estruturado em diferentes formatos e **etapas**, que se assemelham a outros métodos de pesquisa, e pode ser organizado nos cinco passos descritos pela pesquisadora Adriana Kauati[183] e exemplificados pelos pesquisadores Patrícia Gaion[186] e Hernande Leite[112]:

1. **Definição do problema:** identificar o objetivo e o problema que deseja solucionar.

2. **Revisão bibliográfica:** buscar trabalhos na literatura de modo a facilitar a associação de ideias e a elaboração de verpons.

3. **Coleta de dados:** registrar e reunir registros já realizados, no formato de anotações, digitações e notas pessoais realizadas durante leituras, que compõem o Caderno do Autopesquisador[184], podendo aplicar questionários, testes, cotejos, entrevistas e inventários, a exemplo das ferramentas listadas no capítulo 8.

4. **Experimento:** planejar e aplicar os experimentos para aprofundar a investigação, verificar hipóteses, ou para superar o problema identificado, com apoio de técnicas, laboratórios e outros recursos já existentes ou desenvolvidos a partir da criatividade do pesquisador.

5. **Análise dos resultados:** analisar os achados das etapas de revisão, coleta e experimentação, ao longo da pesquisa, formular hipóteses autodiagnósticas a serem verificadas, caracterizar as limitações da pesquisa e sintetizar suas conclusões.

A autopesquisa começa com uma **pergunta**, que aponta as lacunas do autoconhecimento, e irá se transformar no problema a ser investigado. Os questionamentos pessoais *dizem muito* sobre si, seus interesses e anseios. São unidade de medida da autoconsciência, capazes de indicar o balanço da sua existência[1:417]. No método FEMA, compõem a primeira etapa: Encontrar.

A **autodisposição** em encontrar as respostas demanda conviver com dúvidas e incertezas, com raízes na ignorância pessoal. Exige ainda coragem para *mergulhar fundo* dentro de si, ampliando o *fôlego* com a prática das reflexões e introspecções. Deve incluir também o acolhimento enquanto forma de compreender as características e singularidades do indivíduo, exercitado na segunda etapa do método FEMA: Acolher.

A **experimentação** ocorre de maneira programada, mas também de forma espontânea e imprevista, oportunizada pelas contingências e sincronicidades do cotidiano. A lucidez em identificar e o abertismo em aproveitar tais vivências aceleram a investigação e trazem *insights* para novos experimentos. Promover mudanças e buscar soluções é parte do processo de movimentar e recomeçar sempre que necessário, presentes nas etapas 3 e 4 do método FEMA: Movimentar e Recomeçar.

Os achados da pesquisa são mais fidedignos quando **registrados**, sem demandar a memória para reter os detalhes dos acontecimentos. O pesquisador anota os fatos relevantes, inclusive aquilo que ainda não entende, com interesse em compreendê-los no futuro. No início, é mais difícil saber quais ideias, *insights* e experiências são importantes para a pesquisa em andamento, valendo o esforço de registrar *a mais do que de menos*. As ideias que forem menosprezadas não chegarão ao momento da análise[1:401]. A otimização dos registros ocorre com a prática e a adoção de técnicas pessoais, por exemplo, estas sete:

1. A adoção de **códigos** pessoais no registro dos fatos.

2. O porte de papel e caneta sempre ao **alcance** da mão, no bolso ou na bolsa.

3. A manutenção de **cadernos** em locais fixos da casa, tais como na escrivaninha do escritório e na cabeceira da cama.

4. A prática de anotar em **diários** temáticos, voltados aos interesses sob pesquisa, tais como o diário reflexivo, alimentar, de saúde, menstrual, projetivo, de sonhos, etc.

5. O uso de aplicativos de **celular** que permitam a gravação de voz, a digitação em arquivos, ou a escrita à mão livre.

6. Em experiências muito longas, optar por iniciar o registro por **palavras-chave** ou marcos da experiência e, na sequência, rechear o relato com os detalhes.

7. A **padronização** dos registros, contendo dia, hora, local e outras referências, posicionados na mesma sequência.

A **análise** dos achados requer ousadia para se distanciar da *zona de conforto* e autoenfrentar-se. É preciso se permitir descartar hipóteses, desconstruir pressupostos e refutar verdades obsoletas. Nesse momento, contar com o apoio de amigos, profissionais de saúde, terapeutas, cuidadores e outros pesquisadores para dialogar e debater amplia as perspectivas da avaliação e reduz o risco de *autoenganos*.

As **conclusões** auferidas na autopesquisa permitem atualizar o *manual de instruções* de si mesmo e oportunizam as renovações pessoais e o *upgrade* para uma nova versão, no modelo 2.0, 3.0, e assim por diante, dentro da holobiografia pessoal.

A **sinergia** gerada pelo autoesforço em pesquisar-se e superar as crises de crescimento leva ao refinamento das habilidades pessoais em fazer ciência para si e para os demais e ao amadurecimento das investigações. Tais habilidades auxiliam o autopesquisador a qualificar a autopercepção para construir conhecimentos cada vez mais fidedignos, em ressonância com a autocientificidade.

A **autocientificidade** é a qualidade da cientificidade aplicada na autopesquisa, ao conduzir a investigação de si mesmo, de modo vivencial e sistemático, a partir da concepção do próprio pesquisador do que é *fazer ciência*. O arcabouço científico, quando apurado, amplia a acurácia das descobertas e faculta ao autopesquisador examinar primeiro os acontecimentos, para depois extrair as conclusões úteis dos fatos, dirimindo a influência de crenças ou dogmatismos.

Contudo, caracterizar o que é **ciência**, seus atributos, métodos e instrumentos é desafiador, por estar em constante mudança. Além de toda a evolução do conhecimento caracterizada nos capítulos anteriores, os critérios contemporâneos transformam as concepções científicas clássicas de como produzi-lo, por exemplo, ao se propor um programa de pesquisa progressivo, o pluralismo metodológico, ou a fusão das áreas naturais e sociais[187]. Ao mesmo tempo, apresentam novas perspectivas sobre a autoconsciência e a autopesquisa.

Não há, dessa forma, um **modelo** científico único a ser seguido, seja em pesquisa ou em autopesquisa. Caberá ao pesquisador a escolha dos elementos mais compatíveis ao seu temperamento e ao tema sob investigação, para a vivência da cientificidade pessoal.

A autocientificidade denota ainda a aplicação coordenada das inteligências, das habilidades e dos atributos pessoais durante a autopesquisa. A *performance* pessoal aponta quais destes traços são mais relevantes para si, ao mesmo tempo em que indica oportunidades de autodesenvolvimento capazes de impulsionar a autopesquisa. Para apoiar a análise pessoal, é possível indicar pelo menos 15 **atributos** qualificadores da autocientificidade, listados a seguir[188]:

1. Abertismo.
2. Antidogmatismo.

3. Autocriticidade.

4. Autodidatismo.

5. Autodiscernimento.

6. Bibliofilia.

7. Cientificidade.

8. Descrencialidade.

9. Intelectualidade.

10. Logicidade.

11. Neofilia.

12. Omniquestionamento.

13. Parapsiquismo.

14. Racionalidade.

15. Tecnicidade.

Ao atuar com maior eficiência na compreensão dos atributos pessoais, a consciência amplia a *bitola* dos pensenes e da cognição pessoal, e também o limite da autocientificidade aplicada. Na prática, a maioria dos **obstáculos**, travões e gargalos da autopesquisa dizem respeito às limitações do pesquisador, e não à estrutura da investigação. *"Existem trafares autoignorados"*[1:406].

Entre os obstáculos comuns, estão o orgulho e os **caprichos** pessoais, quando o pesquisador se esquiva do prioritário nas pesquisas para manter algum benefício secundário. Apesar de já ser capaz de vislumbrar caminhos mais promissores, não se dispõe a *pagar o pedágio* previsto. O preço pode ser o próprio prestígio, a posição social, o reconhecimento pelos pares, os ganhos financeiros, ou aspectos mais íntimos, tais como abdicar de relações disfuncionais, comportamentos, preferências, predileções ou manias pessoais[1:482].

Outro obstáculo é o **ponto cego** pessoal, que ocorre quando o pesquisador não é capaz de enxergar a expressão de um traço pessoal, apesar de conviver com seus efeitos sobre si mesmo e nos círculos de convívio. O aspecto não reconhecido pela auto-observação gera confusão, pois a pessoa não é capaz de compreender os resultados insatisfatórios vivenciados, e não raro impõe aos outros a responsabilidade pelos insucessos que ela desencadeia a partir da expressão do traço *ainda* desconhecido.

Mas como pesquisar o que não se vê? Uma alternativa é fazer como os astrônomos, que, ao encontrar **anomalias** nas órbitas dos planetas, suspeitam haver ali um corpo celeste que interfere naquela trajetória natural e esperada. Ainda que este corpo não possa ser visto, é possível definir suas características (tais como massa, campo gravitacional, etc.) pela distorção gerada na órbita sob estudo.

Na prática, os pontos cegos conscienciais se expressam por **dissonâncias** ou inconsistências entre sua intenção, os autoesforços aplicados e os resultados alcançados. A *diferença entre o trajeto traçado e o local atingido* pode denotar interferências insconscientes geradas por traços pessoais que estão no seu ponto cego.

As reações, os impactos e as respostas das outras pessoas às nossas ações são *feedbacks* das intenções e dos traços que manifestamos. Realizar a análise conjuntural sobre a coerência destes achados exercita a cosmovisão na interação de aspectos aparentemente isolados, mas que formam um todo da nossa manifestação pessoal. *"Efeitos dissecam intenções"*[1:414].

Avançar na compreensão dos pontos cegos demandará também reciclar mecanismos de defesa do ego e outros **mecanismos adaptativos** que ocultam nossos verdadeiros interesses e motivações. Representam soluções construídas pela própria pessoa, que trazem conforto e segurança, mas que a aprisionam em modelos de funcionamento incompatíveis com seus reais objetivos. Apesar de terem sido úteis no passado, tais comportamentos já começam a atrapalhar mais do que a ajudar no autodesenvolvimento. Desvencilhar-se destes mecanismos demanda se libertar das crenças e dos traços pessoais onde eles estão ancorados. Entretanto, para a superação destes mecanismos, vale a precaução de desconfiar das primeiras respostas que lhe vierem à mente sobre suas motivações, intenções, seus interesses e formas de atuação, pois estas tendem a ainda a estarem distorcidas e impregnadas por tais mecanismos.

A renovação do paradigma e sistema pessoal de crenças, através da autopesquisa evolutivamente libertária, previne as condições paradoxais do cientista neofóbico, do cientista religioso ou místico, do cientista supersticioso e do autocientista idólatra[188]. Para isso, a autocientificidade demanda desconstruir pelo menos cinco falácias ou **mitos** da ciência:

1. Mito da **independência**. Nenhuma pesquisa é realizada com completa independência, devido às interações com pessoas, ideias, achados científicos e energias. Autossuficiência não é independência, mas interdependência conduzida pela consciência.

2. Mito da **limitação**. O limite da ciência não é imposto pelo paradigma ou pelo método, mas pela consciência que se restringiu ao paradigma e método adotados. Em última análise, não há ciência com limitações, mas pesquisadores que impõem suas limitações à ciência que praticam.

3. Mito da **neutralidade**. Não há ciência neutra, pois, apesar dos esforços do pesquisador em não interferir e atuar com imparcialidade, este atua, ainda que de maneira inconsciente, influenciando os resultados da pesquisa.

4. Mito da **objetividade.** A ciência se impregna da subjetividade inerente ao pensamento crítico, às escolhas, aos julgamentos, às crenças e vivências do pesquisador que a desenvolve.

5. Mito da **pesquisa teórica**. Não há pesquisa completamente teórica, pois, ainda que não intenda ações práticas durante a investigação, ela intervém pelo menos no universo pessoal do pesquisador, ao transformar sua perspectiva, visão de mundo e interação com a realidade.

Os mitos e crenças são resultado da falta de vivência do princípio da descrença (PD), nas autopesquisas e no cotidiano. Quando empregado, o PD instiga a consciência reconstruir as **bases** em que são constituídas as ideias e concepções pessoais. Ao questionar e rever o próprio paradigma, as ideias se instabilizam, e se mantêm aquelas mais afins ao novo modelo em formação.

No processo de mudança, vai haver *gaps* entre as neoideias e os retroparadigmas mais arraigados da consciência, desencadeando conflitos íntimos até o reposicionamento e a assunção do **neoparadigma**. A dificuldade de assumir o novo modelo, melhor e mais otimizado à realidade da consciência, parece uma resposta paradoxal, mas encontra razões na estrutura íntima da consciência. A síndrome de conflito de paradigmas[189], caracterizada pela crise pessoal em abdicar de um referencial obsoleto para si e vivenciar o paradigma consciencial, auxilia no estudo desta condição.

Um instrumento utilizado na autopesquisa quanto às renovações do modelo pessoal é o Diagrama de **Transição** Autoparadigmática (DTA)[190]. O DTA propõe um método para definir, formular ou projetar os diferentes referenciais autoparadigmáticos, instigando a consciência a refletir sobre os efeitos dos referenciais adotados hoje e no passado, além dos benefícios em realizar uma nova transição.

Observar a realidade por outro paradigma transforma radicalmente os conflitos e sofrimentos pessoais, podendo dirimi-los e até promovê-los a trunfos ou impulsionadores evolutivos. Um exemplo é a pessoa que se sente *estranha no ninho*, não pertencente ao seu contexto de nascimento nem se identificando com os valores da sociedade em que se insere. Se, nessa condição, tal pessoa admitir a multidimensionalidade, poderá aventar a hipótese de este sentimento de inadequação e de *banzo* consciencial ser devido à saudade da sua comunidade de origem extrafísica, sua *para*procedência, mais avançada em termos de valores e interesses. A percepção de estranhamento ao contexto social em que está inserida toma então outro sentido e representa uma condição real de *estrangeirismo*. A partir daí a consciência sofre menos, ao admitir um motivo concreto que explica a miríade de sentimentos contraditórios, que caracterizam a **síndrome do estrangeiro** na prática[191].

O paradigma guia o olhar da consciência para a realidade, ao modo da consciência que olha através de um **caleidoscópio.** *Basta girá-lo e a imagem se transforma.* Tal condição reforça o ditado popular: *tudo é uma questão de ponto de vista.* Por isso, vale a pena acolher um novo paradigma que amplie a compreensão de si mesmo e promova o autocuidado e a autocura, por meio de autopesquisa e da vivência das reciclagens pessoais.

Em última análise, tal habilidade demonstra a inteligência evolutiva da consciência em sobrepairar as "verdades" comuns da dimensão intrafísica, em busca das **verdades prioritárias** à própria evolução, com efeitos positivos na interassistência e no exemplarismo consciencial.

Entre os diversos tipos de inteligência já propostos, a inteligência evolutiva caracteriza a capacidade pessoal em compreender como a **evolução** ocorre no Cosmos, não apenas no aspecto biológico, abordado pelo darwinismo, mas da perspectiva da consciência.

A **inteligência evolutiva** está intimamente relacionada com outros tipos de inteligência já estudados, em especial com a inteligência intrapessoal, interpessoal e existencial, mas não pode ser tomada por sinônimo de nenhum deles. Segundo seu propositor, o prof. Waldo Vieira:

> "A inteligência evolutiva (IE) é a capacidade de apreender, aprender ou compreender e adaptar-se à vida humana, com bases na aplicação e expansão teática, autoconsciente, do mecanismo da evolução consciencial, pessoal, já assimilado, incluindo a Cosmoeticologia, a Seriexologia e a Proexologia, definindo o autodiscernimento da consciência quanto à evolução consciencial racional, inclusive a autevolução lúcida, na dinamização do próprio desempenho autopensênico e cosmoético"[182].

Tal inteligência é **peça-chave** para quem deseja viver melhor nesta dimensão humana, em consonância com as leis universais evolutivas, que disciplinam as renovações pessoais, a expressão e as inter-relações das consciências. Afinal, *ganha mais quem acolhe e compreende os fatos observados*, ainda que contrários à sua vontade, ao invés de dedicar esforços pessoais para negar a realidade.

Sob a ótica da inteligência evolutiva, a evolução é um trabalho sequencial de longuíssimo prazo, em que não é possível *pular etapas*. Mas nem por isso é um caminho desagradável. Os momentos de alegria e prazer pela autossuperação diária, pelo entendimento da própria realidade, as neoverpons, o convívio de aprendizados recíprocos e o sentimento de pertencimento a um trabalho interassistencial estão entre as pequenas **conquistas evolutivas** revitalizantes capazes de, pouco a pouco, consolidarem viragens evolutivas. A compreensão de si e da vida humana passa por pelo menos três fases, formando um crescendo[1:508]:

1. **Submissão.** A aceitação do conhecimento subordinado a outrem, recebido através da doutrinação, da dogmática e de lavagens cerebrais.

2. **Autodidatismo.** O conhecimento teórico adquirido por si próprio, através de leituras e consulta autodidata a materiais audiovisuais, ainda sem pesquisa de campo.

3. **Autopesquisa.** A erudição advinda da investigação pessoal e autovivência lúcida, ao explorar a realidade por si mesmo.

A autopesquisa é inerente ao aprendizado e à evolução humanos. Nasce do desejo e da necessidade intrínsecos na consciência em elaborar por si própria o conhecimento da vida ao seu redor. Ao considerar as fases de compreensão de si mesmo e do método científico, pode-se considerar que a autopesquisa se expressa pela **vivência** de, por exemplo, alguma das 12 ocorrências a seguir, dispostas em escala lógica crescente:

1. **Identificação.** Identifica ideias, fatos e fenômenos ainda incompreendidos, mas não demonstra interesse em obter seu entendimento.

2. **Interesse.** Os fatos incompreendidos chamam a atenção, e demonstra interesse em compreendê-los.

3. **Singularidades.** Começa a ampliar a curiosidade e expressar satisfação ao se deparar com anomalias, dissonâncias, paradoxos e singularidades.

4. **Dúvida.** Desenvolve perguntas, mas ainda não vislumbra respostas.

5. **Relações.** Desenvolve relações do tema em estudo com outros fatos e percepções.

6. **Análise.** Elabora hipóteses para suas perguntas, mas não conclui.

7. **Experimentação.** Testa e comprova hipóteses para apoiar sua análise.

8. **Síntese.** Define uma hipótese e compreende pontualmente o assunto.

9. **Inter-relações.** Constrói inter-relações do tema em estudo com outros eixos de pesquisa.

10. **Expansão.** Expande a compreensão para contexto mais amplo do tema em estudo, em interação dinâmica com outras realidades observadas.

11. **Verpon.** Compartilha suas descobertas com sua rede de convívio, com interesse genuíno em ouvir contrapontos e divergências.

12. **Descrença.** Revisa sua análise e ajusta suas conclusões a partir de novos eventos e experiências.

No processo evolutivo, primeiro a consciência descarta as crenças e revisa o paradigma pessoal, para depois reciclar o **temperamento**[1:447]. Tal reciclagem, em geral, demanda esforço e experiências acumuladas ao longo de múltiplas vidas para se consolidar. Entretanto, os benefícios são sentidos desde os primeiros passos da mudança.

A harmonia e o equilíbrio crescem paulatinamente na expressão pessoal, com a lapidação do temperamento. A **expressão** progressiva de traços homeostáticos evidencia esta evolução no cotidiano, por exemplo, através da predominância da primeira coluna, nos 25 cotejos a seguir:

Quadro 6. Cotejo de traços homeostáticos e nosográficos.

N	Equilíbrio/Harmonia	Desequilíbrio/Desarmonia
1	Abertismo	Fechadismo
2	Benignidade	Maldade
3	Bom humor	Mal humor
4	Coerência	Incoerência
5	Compreensão	Incompreensão
6	Concessões	Exigências
7	Constância	Inconstância
8	Convivialidade sadia	Convivialidade doentia
9	Cosmoética	Anticosmoética
10	Cosmovisão	Monovisão
11	Discernimento	Loucura
12	Flexibilidade	Rigidez
13	Fraternismo	Egoísmo
14	Generosidade	Avareza
15	Gratidão	Ingratidão
16	Imperturbabilidade	Conflito íntimo
17	Liberdade	Servidão
18	Lucidez	Confusão mental
19	Neofilia	Neofobia
20	Organização	Desorganização
21	Otimismo	Pessimismo
22	Prudência	Imprudência
23	Sabedoria	Ignorância
24	Tranquilidade	Ansiosismo
25	Universalismo	Preconcepções

Nesse caminho, as pesquisas científicas dedicadas à compreensão do funcionamento da mente, do cérebro e do temperamento são capazes de acelerar a autopesquisa e as reciclagens pessoais. As pesquisas em **neurociência** com foco na organização do pensamento, das análises lógicas, tomadas de decisão e dos vieses cognitivos, por exemplo, funcionam ao modo de um manual do uso do cérebro e da mente. Propiciam melhor aproveitamento da cognição e entendimento de como nosso cérebro funciona, derrubando mitos e convidando para um novo olhar. As pesquisas publicadas apresentadas a seguir demonstram a importância destes achados:

1. O livro **Pensar**, Depressa e Devagar: 2 formas de pensar, em que Daniel Kahneman[192] diferencia o pensamento intuitivo do deliberativo e explica os fatores envolvidos em como construímos nossas conclusões e tomamos decisões.

2. O artigo publicado pelos pesquisadores Gunes Sevinc e Sara W. Lazar[193], que demonstra como a aplicação do *mindfulness* é capaz de promover atitudes éticas naqueles que o praticam.

3. O livro **Amor** 2.0: a ciência a favor dos relacionamentos, em que a pesquisadora Barbara L. Fredrickson[194] redefine o que é amor, enquanto experiência momentânea de conexão entre pessoas que produz uma emoção positiva compartilhada. Também expõe as interações entre o amor e a bioquímica corporal, a neuroplasticidade e as faculdades mentais como a resiliência e a empatia. Aprofunda a importância do amor próprio e apresenta práticas para desenvolver mais momentos de conexão no cotidiano.

4. Os estudos em **psiconeuroimunologia**, conduzidos por Andrea Marques-Deak e Esther Sternberg[195], que demonstram as comunicações bidirecionais entre os sistemas neuroendócrino, neurológico e o sistema imunológico.

5. A coleção da cientista social Brené Brown que aborda o poder da **vulnerabilidade**: A coragem de ser imperfeito[196], Mais Forte do que Nunca[197] e A Arte da Imperfeição[198].

A autopesquisa, a rigor, é **livre,** apartidária, independente de religião, doutrina, disciplina científica ou área de conhecimento. Contudo, diferentes vertentes de conhecimento humano abordam o autoconhecimento e a autopesquisa, de acordo com seus paradigmas, princípios e tecnologias. Na sequência, são explorados os conceitos para a teoria e prática da autopesquisa na ciência conscienciologia.

Autopesquisa Conscienciológica

Para a conscienciologia, o nascimento em um novo corpo físico produz o **restringimento da lucidez** da consciência, com perda temporária das memórias e dos conhecimentos já conquistados nas vivências anteriores, tanto físicas quanto extrafísicas. Se fosse possível matematizar esta lucidez, cada unidade conhecimento seria representada por um *con*. Por exemplo, um *con* lexical representa as unidades do vocabulário que a consciência utiliza para se comunicar, e pode ser ampliado ao aprender um novo idioma.

A perda e a recuperação de *cons* são efeitos naturais dos ciclos de renascimento, de modo que nem todo autoconhecimento alcançado nesta vida é propriamente novo. Grande parte dos conhecimentos conquistados pela autopesquisa resgatam memórias e ideias esquecidas ao renascer. Contudo, nem todo *con* do passado é útil na atual existência, dentro da miscelânea de dados acumulados na holomemória. Os *cons* mais avançados e prioritários são originários das vivências extrafísicas durante o período da intermissão lúcida e, ao serem recordados, tutelam a consecução da programação existencial[199].

Em oposição, há *cons* temporariamente desativados, bloqueados e não recuperáveis nesta vida. São os **anticons**, que permanecem encriptados e inacessíveis para proteção da própria consciência. Entre os exemplos de anticons estão nossos desmandos do passado, não raro contra familiares próximos, cujo esquecimento favorece a reconciliação.

Nesse processo, a autopesquisa conscienciológica predispõe, além do acesso a cons e anticons, o acesso a conhecimentos até então inexplorados e desconhecidos pela consciência, ou **neocons**. Esses *cons* demandam neossinapses do autopesquisador, maior cobaia de si mesmo, para compreensão das neoverpons acessadas e enfrentamento dos autoconflitos e autocorrupções *trazidos à tona*.

As recins mobilizadas, a partir da vontade e intenção genuína de autossuperação, refinam a autoconsciência quanto ao bem-estar e à harmonia íntima, ou seja, a autoconsciencialidade. Dessa forma, a autopesquisa conscienciológica promove o refinamento dos vários tipos de **autoconsciencialidade**, tais como os 16 propostos por Vieira[200], e listados a seguir em ordem alfabética:

1. **Bioenergética:** energossomática; autodefensiva.

2. **Cosmoética:** moral; incorrupta; reta.

3. **Desassediadora:** terapêutica; discernidora.

4. **Evolutiva:** reciclante; inversiva.

5. **Genérica:** feminina; masculina.

6. **Gráfica:** autoral; esclarecedora.

7. **Heurística:** inovadora; criativa.

8. **Intelectual:** mentalsomática.

9. **Interassistencial:** tenepessista.

10. **Madura:** adulta; veterana; experiente; formada.

11. **Organizacional:** disciplinadora.

12. **Parapsíquica:** sensitiva; multidimensional.

13. **Policármica:** egocármica; grupocármica; holocármica.

14. **Política:** sociológica.

15. **Somática:** intrafísica; fisiológica.

16. **Verbal:** coloquial; idiomática; comunicativa.

O desenvolvimento do autopesquisador-autocobaia-experimentador é norteado por **princípios**, métodos, técnicas e terapias, propostos pela *neociência* ou absorvidos de outras áreas do conhecimento, a serem aplicados nos laboratórios de autopesquisa dos *campi* conscienciológicos e no cotidiano. Eis 40 princípios que exemplificam a teoria e prática da autopesquisa conscienciológica:

1. **Início.** Uma boa autopesquisa começa com uma boa *autopergunta*.

2. **Alcance.** O conscienciólogo tem sempre papel e caneta ao alcance da mão para realizar anotações contínuas.

3. **Registro.** Se a experiência chamou a atenção, mas não pode ser compreendida, deve ser registrada para ser entendida no futuro.

4. **Detalhismo.** "O mais inteligente é registrar tudo nas pesquisas, mesmo o que hoje parece insignificante ou até boboca"[1:401]. O detalhe menosprezado não será recordado para ser compreendido.

5. **Confor** (*con*teúdo + *for*ma). No momento do registro no papel, priorizar o conteúdo e não se ater à forma. O primeiro registro é facilitado pelas siglas, abreviações, marcações e outros recursos pessoais para macetear a escrita.

6. **Caneta.** A melhor caneta é aquela que escreve com o mínimo atrito e esforço, e até de cabeça para baixo, nos registros antes mesmo de levantar-se da cama, evitando a dispersão das memórias sutis das experiências extrafísicas. As canetas de ponta porosa ou *rollerball* com tinta gel atendem este requisito.

7. **Dicionário.** A expansão do dicionário cerebral sinonímico-antonímico-analógico-poliglótico facilita a expressão de ideias e experiências vivenciadas.

8. **Experiência.** A autopesquisa há de ser 1% teórica e 99% prática, vivencial[74:1099].

9. **Teática** (*te*oria + prática). A teoria aliada à prática (autovivência) é o ápice do autoconhecimento. Na autopesquisa teática, a prática é superior à teoria[1:470].

10. **Técnica.** "O menor caminho entre a teoria (informação) e a prática (experiência) é a técnica"[121:41].

11. **Instrumento.** A consciência é o melhor instrumento de pesquisa para o estudo da própria consciência[1:660].

12. **Aparelhos.** A autopercepção holossomática é superior à aferição dos aparelhos laboratoriais de pesquisa[1:409].

13. **Labcon** (*lab*oratório + *con*sciencial). O maior ambiente de autopesquisa é o labcon pessoal.

14. **Bússola.** Os fatos e parafatos orientam as autopesquisas incessantes.

15. **Parapsiquismo.** O parapsiquismo permite a concatenação dos fatos com os parafatos. "O pesquisador-sensitivo pesquisa a consciência integral"[166:1000].

16. **Sinalética.** O autodomínio da sinalética energética e parapsíquica pessoal qualifica a autopesquisa[201].

17. **Cosmovisão.** A pluralização das abordagens pesquisísticas desenvolve a visão de conjunto, generalista, multicultural, poliédrica e cosmovisiológica do autopesquisador.

18. **Participação.** As autopesquisas, segundo o paradigma consciencial, são sempre participativas[166:935]. Nenhuma consciência atua isoladamente nesta ou nas outras dimensões.

19. **Prioridade.** A autopesquisa é mais prioritária em comparação com a heteropesquisa, ou as pesquisas em geral[202].

20. **Reverberação.** A rigor, toda pesquisa contém um percentual de autopesquisa.

21. **Conscienciocentrismo.** Todo tema de pesquisa é atinente à consciência. Afinal, não há assunto que não se relacione, em alguma perspectiva, com as manifestações conscienciais.

22. **Inter-relação.** O autopesquisador veterano pesquisa sobre tudo, o tempo todo, relacionando os temas pesquisados com o os acontecimentos em seu entorno nas sutilezas do cotidiano[1:1248].

23. **Neoverpon.** O estudo dos achados já publicados, através da revisão bibliográfica sobre o tema em investigação, evita de o pesquisador *reinventar a roda* e favorece o afloramento das neoverpons.

24. **Autoesforço.** A inspiração nas pesquisas não substitui a transpiração dos autesforços durante as investigações[203]. "A genialidade é 1% inspiração e 99% transpiração" (Thomas Edison). "*Quem não procura, não acha*"[1:401].

25. **Autodidatismo.** A prática contínua da autopesquisa aperfeiçoa o pesquisador. "*Nemo magister natus* (Ninguém nasce mestre)"[1:402].

26. **Isenção.** A autopesquisa autêntica não busca fazer média, impressionar, *valorizar o passe* ou *dourar a autoimagem*.

27. **Independência.** O autopesquisador independente atua sem limitar suas investigações por subsídios financeiros, títulos acadêmicos, honrarias e condecorações.

28. **Liberdade.** Quanto maior a liberdade relativa nas investigações, mais autênticas, fidedignas e prolíficas serão as pesquisas.

29. **Cosmoética.** A autopesquisa genuína é cosmoética na sua motivação, nos seus *meios* e nos seus *fins*.

30. **Objetivo.** A autopesquisa objetiva a autevolução e a ampliação da maturidade interassistencial.

31. **Crise.** A autopesquisa autêntica predispõe crises de crescimento.

32. **Recin.** A reciclagem intraconsciencial é a síntese da autopesquisa.

33. **Ponto cego.** A consciência sempre apresenta algum ponto cego em que os traços manifestados escapam da sua percepção.

34. **Intenção.** A autopesquisa avançada passa pela avaliação da autointencionalidade.

35. **Pensenidade.** A dissecação da autopensenidade é inerente ao aprofundamento da autopesquisa.

36. **Exemplarismo.** Os autoesforços continuados em se conhecer alçam o autopesquisador a *educador silencioso* das consciências derredor.

37. **Autorado.** A publicação das verpons compõe as etapas da autopesquisa produtiva. "Toda autocognição cosmoética é para ser distribuída em favor da Humanidade"[1:550].

38. **Completude.** A rigor, a autopesquisa apenas se completa quando os resultados são compartilhados.

39. **Autorrevezamento.** A publicação dos achados da autopesquisa favorece o encadeamento das ações assistenciais pela consciência lúcida ao longo das múltiplas vidas humanas.

40. ***Continuum.*** Depois de todo horizonte de pesquisa, há sempre um *neo-horizonte* a ser desbravado. "*Doceri velle summa est eruditio* (O querer aprender é a suprema erudição)"[1:547].

As **técnicas**, os métodos e as terapias conscienciológicas distribuídos ao longo desta obra são apenas pequeno excerto da *farmacopeia*, ou *valise de ferramentas evolutivas*, proposta pela neociência. As ferramentas oferecidas objetivam favorecer a experimentação, mas não substituem o esforço do pesquisador em definir suas prioridades, se permitir a autovivência, desenvolver para si as neoverpons, mobilizar recins e expandir o livre-arbítrio e a harmonia pessoal, a partir da *lei do maior esforço* evolutivo.

O *corpus* da conscienciologia se expande continuamente, resultado das investigações dos voluntários autopesquisadores. Os neoconstructos conscienciológicos estimulam a consciência a explorar outras perspectivas e alcançar **neoverpons** sobre os assuntos estudados.

Dentre os temas de pesquisa propostos, destacamos a hipótese de existir o **macrossoma**, um corpo humano potencializado, *fora-de-série*, adaptado e maceteado (*updated*) durante a intermissão, para favorecer a consecução de uma programação existencial específica[204].

Ao aprofundar o entendimento da própria saúde, a consciência alcança, inevitavelmente, o estudo da **autopensenidade**. O pensene é o princípio organizador da manifestação consciencial, regulador da homeostase do holossoma, a partir do qual a saúde se estrutura. A anatomização da pensenidade pessoal descortina a realidade íntima da consciência, favorece a libertação dos grilhões mentais autoimpostos e a expressão da autonomia e do livre-arbítrio.

Os esforços evolutivos ampliam o poder da pessoa sobre si, sua **autopotencialidade**, que passa a predominar nas manifestações pessoais em relação ao poder exercido sobre os outros, característico da heteropotencialidade. A autopotencialização significa a renúncia à autoridade sobre as outras consciências, ao mesmo tempo em que se aperfeiçoa para qualificar a assistência prestada aos demais[1:404].

A autopesquisa acompanha a pessoa aspirante a **neodesafios**, ao longo do caminho ascendente da evolução consciencial. Os avanços e a métrica da condição pessoal, desde principiante até a veterana, pode ser aferida pela própria pessoa, utilizando-se de parâmetros e ferramentas, a exemplo do conscienciograma. O propósito é ampliar a compreensão quanto às responsabilidades evolutivas e motivar a pessoa através do vislumbre de novas oportunidades e realidades.

A autoconsciência e a autopesquisa apresentam-se como o grande desafio para qualificar o autocuidado e desenvolver a autocienficidade. Dessa maneira, a ciência pode se aproximar do objetivo fundamental de melhorar as condições de vida e do mundo, a partir da promoção do autoconhecimento e da autoconsciência de cada pessoa. A sinergia da **vivência** das autopesquisas e reciclagens conscienciais, de maneira coletiva, é essencial para o desenvolvimento de uma sociedade cada vez mais fraterna e cosmoética.

Você percebe as *interações* entre seu ***autocuidado*** cotidiano e sua ***autopesquisa***? Identifica oportunidades para *expandir* seu ***autoconhecimento, autoconsciência e autocientificidade***? Que benefícios já alcançou com a *prática da autopesquisa*?

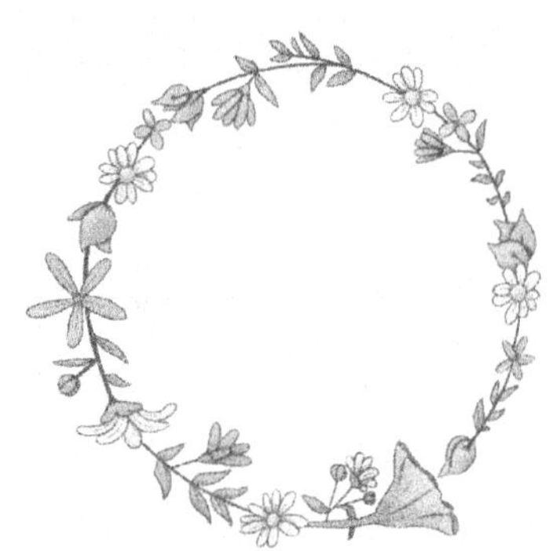

Referências

1. VIEIRA, Waldo. **Dicionário de Argumentos da Conscienciologia**. Foz do Iguaçu: Editares, 2014. 1572 p.
2. ARANTES, Rosalba C.; MARTINS, Joice L. A.; LIMA, Michelle. F.; ROCHA, Rosângela M. N.; SILVA, Rosalina. C.; VILLELA, Wilza. V. Processo saúde-doença e promoção da saúde: aspectos históricos e conceituais. **Revista de APS,** Juiz de Fora, v. 11, n. 2, p. 189-198, 2008.
3. SACCONI, Luiz Antonio. **Grande Dicionário Sacconi**: da língua portuguesa: comentado, crítico, enciclopédico. São Paulo: Nova Geração, 2010, p. 490.
4. SCLIAR, Moacyr. História do conceito de saúde. **Physis**, Rio de Janeiro, v. 17, n. 1, p. 29-41, 2007. Disponível em: https://doi.org/10.1590/S0103-73312007000100003. Acesso em: 6 mar. 2021.
5. COLLIÈRE, Marie-Françoise. **Promover a vida**: da prática das mulheres de virtude aos cuidados de enfermagem. Lisboa: Sindicato dos Enfermeiros Portugueses, 1989. 384 p.
6. BARROS, Nelson Filice. **A Construção da Medicina Integrativa**: um desafio para o campo da saúde. São Paulo: Aderaldo & Rothschild, 2008. 311 p.
7. QUEIROZ, Marcus. S. O sentido do conceito de medicina alternativa e movimento vitalista: uma perspectiva teórica introdutória. In: NASCIMENTO, Marilene Cabral (org.). **As duas faces da montanha**: estudos sobre medicina chinesa e acupuntura. São Paulo: Hucitec, 2006.
8. GUEDES, Carla Ribeiro; NOGUEIRA, Maria Inês; CAMARGO JUNIOR, Kenneth, R. de. A subjetividade como anomalia: contribuições epistemológicas para a crítica do modelo biomédico. **Ciência e Saúde Coletiva**, Rio de Janeiro, v. 11, n. 4, p. 1093-1103, 2006. Disponível

em: https://doi.org/10.1590/S1413-81232006000400030. Acesso em: 6 mar. 2021.

9. LUZ, Madel Therezinha. Cultura contemporânea e medicinas alternativas: novos paradigmas em saúde no fim do século XX. **Physis**, Rio de Janeiro, v. 7, n. 1, p. 13-43, 1997. Disponível em: https://doi.org/10.1590/S0103-73311997000100002. Acesso em: 6 mar. 2021.

10. ZOBOLI, Elma Lourdes Campos Pavone. Conferência Inicial: responsabilidade para com a comunidade. **Revista da Ordem dos Enfermeiros** [s.l: s.n.], 2011.

11. MCKENNA Hugh. **Nursing theories and models**. New York: Routlege, 2005. 256 p.

12. MELEIS, Afaf Ibrahim. **Theoretical nursing**: Development and progress. 5th ed. Philadelphia, PA: Lippincott Williams & Wilkins, 2011. 807 p.

13. OLIVEIRA, Maria Amélia de Campos. (Re)significando os projetos cuidativos da Enfermagem à luz das necessidades em saúde da população. **Revista Brasileira de Enfermagem**, Brasília, v. 65, n. 3, p. 401-405, 2012. Disponível em: http://dx.doi.org/10.1590/S0034-71672012000300002. Acesso em: 6 mar. 2021.

14. SOUZA, Luis Eugenio Portela Fernandes. de. Saúde Púnlica ou Saúde Coletiva? **Espaço para Saúde**, [s.l.], v. 15, n. 4, p. 7-21, 2014. Disponível em: http://dx.doi.org/10.22421/15177130-2014v15n4p7. Acesso em: 6 mar. 2021.

15. NUNES, Everardo Duarte. Saúde Coletiva: Revisitando a sua História e os Cursos de Pós-Graduação. **Ciência e Saúde Coletiva**, Rio de Janeiro, v. 1, n. 1, p. 55-69, 1996. Disponível em: https://doi.org/10.1590/1413-812319961101392014. Acesso em: 6 mar. 2021.

16. MELLO, Guilherme A. Quando os paradigmas mudam na saúde pública: o que muda na história? **História, Ciências, Saúde – Manguinhos**, Rio de Janeiro. 2017, v. 24, n. 2, p. 499-517. Disponível em: https://www.redalyc.org/articulo.oa?id=386151662013. Acesso em: 6 mar. 2021.

17. ORGANIZAÇÃO MUNDIAL DA SAÚDE. **Constituição da Organização Mundial de Saúde**. New York: OMS, 1946. Disponível em: http://www.direitoshumanos.usp.br/index.php/OMS-Organiza%-C3%A7%C3%A3o-Mundial-da-Sa%C3%BAde/constituicao-da-organizacao-mundial-da-saude-omswho.html. Acesso em: 06 mar. 2021.

18. **CARTA de Ottawa**: Primeia Conferência Internacional sobre promoção da saúde. Ottawa: [s.n.], 1986. Disponível em: http://bvsms.saude.gov.br/bvs/publicacoes/carta_ottawa.pdf Acesso em: 6 mar. 2021.

19. CHIESA, Anna Maria; NASCIMENTO, Débora Dupas Gonçalves

do; BRACCIALLI Luzmarina Aparecida Doretto; OLIVEIRA, Maria Amélia Campos de. A formação de profissionais da saúde: aprendizagem significativa à luz da promoção da saúde. Cogitare Enfermagem, [s.l.], v. 12, n. 2, 2007. ISSN 2176-9133. Disponível em: http://dx.doi.org/10.5380/ce.v12i2.9829. Acesso em: 06 mar. 2021.

20. HAESER, Laura de Macedo; BUCHELE, Fátima; BRZOZOWSKI, Fabíola Stolf. Considerações sobre a autonomia e a promoção da saúde. **Physis**, Rio de Janeiro, v. 22, n. 2, p. 605-620, 2012. Disponível em: https://doi.org/10.1590/S0103-73312012000200011. Acesso em: 6 mar. 2021.

21. PUTTINI, Rodolfo Franco; PEREIRA JUNIOR, Alfredo; OLIVEIRA, Luiz Roberto de. Modelos explicativos em saúde coletiva: abordagem biopsicossocial e auto-organização. **Physis**, Rio de Janeiro, v. 20, n. 3, p. 753-767, 2010. Disponível em: https://doi.org/10.1590/S0103-73312010000300004. Acesso em: 6 mar. 2021.

22. CAMPOS, Gastão Wagner de Souza. Subjetividade e Administração de Pessoal: considerações sobre modos de gerenciar o trabalho em equipes de saúde. In: Merhy, E. E.; Onocko R. (Orgs.). **Agir em saúde**: um desafio para o público. São Paulo: Hucitec, 2006, p. 229-266.

23. ZOBOLI, Elma Lourdes Campos Pavone.; FRACOLLI, Lislaine Aparecida; CHIESA, Anna Maria. O cuidado de enfermagem em saúde coletiva. In: Cassia Baldini Soares; Célia Maria Sivalli Campos. (Org.). **Fundamentos de Saúde Coletiva e o Cuidado de Enfermagem**. 1e d. Barueri, SP: Manole 2013, v. 1, p. 244-264.

24. SCHVEITZER, Mariana Cabral. **Concepções de saúde e cuidado de práticas integrativas/complementares e humanizadoras na Atenção Básica**: uma revisão sistemática. [Tese]. São Paulo: Escola de Enfermagem da Universidade de São Paulo - EEUSP, 2015. 267p. Disponível em: https://www.teses.usp.br/teses/disponiveis/7/7141/tde-13052015-103633/pt-br.php. Acesso em: 06 mar. 2021.

25. BRASIL. Ministério da Saúde. Secretaria de Atenção à Saúde. Departamento de Atenção Básica. **PNPIC Política nacional de práticas integrativas e complementares no SUS**: atitude de ampliação de acesso. 2. ed. Brasília: Ministério da Saúde, 2015. 96p. Disponível em http://bvs-ms.saude.gov.br/bvs/publicacoes/politica_nacional_praticas_integrativas_complementares_2ed.pdf. Acesso em: 06 mar. 2021.

26. BRASIL. Ministério da Saúde. Secretaria de Atenção à Saúde. Núcleo Técnico da Política Nacional de Humanização. **HumanizaSUS**: documento base para gestores e trabalhadores do SUS. Brasília: Ministério da Saúde, 2006. 74 p. Disponível em: https://bvsms.saude.gov.br/bvs/

publicacoes/humanizasus_documento_gestores_trabalhadores_sus.pdf. Acesso em: 06 mar. 2021.

27. ZOBOLI, Elma Lourdes Campos Pavone. Bioética e atenção básica: para uma clínica ampliada, uma bioética amplificada. **O Mundo da Saúde**, [s.l.], v. 33, n. 2, p. 195-204, 2009.

28. SCHOLZE, Alessandro da Silva; DUARTE JUNIOR, Carlos Francisco; SILVA, Yolanda Flores e. Trabalho em saúde e a implantação do acolhimento na atenção primária à saúde: afeto, empatia ou alteridade? **Interface (Botucatu)**, Botucatu v. 13, n. 31, p. 303-314, 2009. Disponível em: https://doi.org/10.1590/S1414-32832009000400006. Acesso em: 06 mar. 2021.

29. LARSON, James S. The conceptualization of health. **Medical care research and review**: MCRR, [s.l.], v. 56, n. 2, p. 123-36, 1990. Disponível em: https://doi.org/10.1177/107755879905600201. Acesso em: 06 mar. 2021.

30. TARRIDE, Mario Ivan. **Saúde Pública**: uma complexidade anunciada. Rio de Janeiro: FIOCRUZ, 1998. 112 p.

31. PINHEIRO, Roseni; LUZ, Madel Therezinha. **Modelos ideais x práticas eficazes**: um desencontro entre gestores e clientela nos serviços de saúde. Rio de Janeiro: UERJ/IMS, 1999. 23 p. (Estudos em Saúde Coletiva, 191).

32. LUZ, Madel Therezinha. Prefácio. In: NASCIMENTO MC (org.). **As duas faces da montanha**: estudos sobre medicina chinesa e acupuntura. São Paulo: Hucitec, 2006.

33. LUZ, Madel Terezinha, BARROS, Nelson Filice. (org.) **Racionalidades Médicas e Práticas Integrativas em Saúde**: estudos teóricos e empíricos. Rio de Janeiro: CEPESC-IMS-UERJ, Abrasco, 2012

34. WORLD HEALTH ORGANIZATION. **Primary health care**: report of the International Conference on Primary Health Care, Alma-Ata, USSR, 6-12 September 1978. Geneva: WHO, 1978. Disponível em: https://apps.who.int/iris/handle/10665/39228. Acesso em: 06 mar. 2021.

35. WORLD HEALTH ORGANIZATION. **Traditional Medicine Strategy:** 2014-2023. Geneva: WHO, 2013. Disponível em: https://apps.who.int/iris/bitstream/handle/10665/92455/9789241506090_eng.pdf?sequence=1. Acesso em: 06 mar. 2021.

36. WORLD HEALTH ORGANIZATION. **WHO Global Atlas of Traditional, Complementary and Alternative medicine**. Geneva: WHO, 2019. Disponível em: https://apps.who.int/iris/handle/10665/43108. Acesso em: 06 mar. 2021.

37. WORLD HEALTH ORGANIZATION. **General Guidelines for Methodologies on Research and Evaluation of Traditional Medicine**. Geneva, WHO, 2000. 80 p. Disponível em: https://apps.who.int/iris/bitstream/handle/10665/66783/WHO_EDM_TRM_2000.1.pdf?sequence=1/ Acesso em: 06 mar. 2021.

38. WORLD HEALTH ORGANIZATION. **WHO Global Report on traditional and complementary medicine 2019**. Geneva, WHO, 2019. 228 p. Disponível em: https://www.who.int/traditional-complementary-integrative-medicine/WhoGlobalReportOnTraditionalAndComplementaryMedicine2019.pdf?ua=1. Acesso em: 06 mar. 2021.

39. FRASS, Michael; STRASSL, Robert Paul; FRIEHS, Helmut; MÜLLNER, Michael; KUNDI, Michael; KAYE, Alan D. Use and acceptance of complementary and alternative medicine among the general population and medical personnel: a systematic review. **Ochsner Journal**, EUA, v.12 12, n. 1, p. 45-56. 2012. Disponível em: https://pubmed.ncbi.nlm.nih.gov/22438782/ Acesso em: 06 mar. 2021.

40. CUNHA, Gustavo Tenório. **A construção da clínica ampliada na atenção básica**. São Paulo: Hucitec; 2005.

41. ALMEIDA, Verônica. **Oferta de PICS cresce na atenção primária e especializada**. ObservaPICS; c2019. Disponível em: http://observapics.fiocruz.br/oferta-de-pics-cresce-na-atencao-primaria-e-especializada/. Acesso em: 06 mar. 2021.

42. BRASIL. Ministério da Saúde. Portaria n. 849, de 21 de março de 2017. Inclui a Arteterapia, Ayurveda, Biodança, Dança Circular, Meditação, Musicoterapia, Naturopatia, Osteopatia, Quiropraxia, Reflexoterapia, Reiki, Shantala, Terapia Comunitária Integrativa e Yoga à Política Nacional de Práticas Integrativas e Complementares. **Diário Oficial da União**, Brasília, 27 mar. 2017. sec. 1, p. 68. Disponível em: http://bit.ly/2OgDsbY. Acesso em: 06 mar. 2021.

43. I COGRESSO Internacional de Práticas Integrativas e Complementares e Saúde Pública. Rio de Janeiro, 12 a 15 de março, 2018. Disponível em: http://aps.saude.gov.br/congrepics/#!/. Acesso em: 06 mar. 2021.

44. BRASIL. Ministério da Saúde. **Glossário Temático de Práticas Integrativas e Complementares**. Brasília: Ministério da Saúde; 2018. 181p. Disponível em: https://portalarquivos2.saude.gov.br/images/pdf/2018/marco/12/glossario-tematico.pdf. Acesso em: 06 mar. 2021.

45. BRIEGHEL-MULLER Gunna. **Eutonia e Relaxamento**. São Paulo: Summus, 1998. 107p.

46. KABAT-ZINN, Jon. **Wherever you go, there you are**: mindfulness meditation. 1 ed. New York: Hyperion. 1994. 277p.

47. FREDRICKSON, Barbara. **Positividade**: Descubra a força das emoções positivas, supere a negatividade e viva plenamente. 1ed. Rio de Janeiro: Roxo. 2009. 272p.

48. SELIGMAN, Martin E. P. **Florescer**: uma nova compreensão sobre a natureza da felicidade e do bem-estar. Rio de Janeiro: Objetiva, 2011.

49. ACHOR, Shawn. **O jeito Harvard de ser feliz**: o curso mais concorrido de uma das melhores universidades do mundo. São Paulo: Saraiva. 2012. 216p.

50. CHAMINE, Shirzad. **Inteligência positiva**: por que só 20% das equipes e dos indivíduos alcançam seu verdadeiro potencial e como você pode alcançar o seu. Rio de Janeiro: Fontanar, 2013. 228p.

51. TANAKA, Nobutaka. **O que é spiral taping**. 4 ed. São Paulo: Spiral Taping do Brasil, 2003.

52. DIAS, Álvaro Machado. Tendências do neurofeedback em psicologia: revisão sistemática. Psicol**igia em estududo**, Maringá, v. 15, n. 4, p. 811-820. Disponível em: https://doi.org/10.1590/S1413-73722010000400017. Acesso em: 06 mar. 2021.

53. SERVAN-SCHREIBER, David. **Curar:** o stress, a ansiedade e a depressão sem medicamento nem psicanálise. 28 ed. São Paulo: Sá Editora, 2004. 298 p.

54. OTANI, Márcia Aparecida Padovan; BARROS, Nelson Filice de. A Medicina Integrativa e a construção de um novo modelo na saúde. **Ciência saúde coletiva**, Rio de Janeiro, v. 16, n. 3, p. 1801-1811, 2011. Disponível em: https://doi.org/10.1590/S1413-81232011000300016. Acesso em: 06 mar. 2021.

55. TEIXEIRA, Marcus Zulian. Bases psiconeurofisiológicas do fenômeno placebo-nocebo: evidências científicas que valorizam a humanização da relação médico-paciente. **Revista da Associação Medica Brasielira,** São Paulo, v. 55, n. 1, p. 13-18, 2009. Disponível em: https://doi.org/10.1590/S0104-42302009000100008. Acesso em: 06 mar. 2021.

56. CHAO, Maria T; WADE, Christine; KRONENBERG, Fredi. Disclosure of complementary and alternative medicine to conventional medical providers: variation by race/ethnicity and type of CAM. **Journal of the National Medical Association**, EUA, v. 100, n. 11, p. 1341-9. Disponíve em: https://doi.org/10.1016/s0027-9684(15)31514-5. Acesso em: 06 mar. 2021.

57. SINGER, Charles; UNDERWOOD, E. Ashworth. **Short History of Medicine**. 2 ed. New York: Oxford University Press, 1962. 854 p.

58. CHIESA, Gustavo Ruiz. **Além do que se vê**: magnetismos, ectoplasmas e paracirurgias. Editora Multifoco, 2016.

59. CAIRUS, Henrique F; RIBEIRO JR; Wilson A. **Textos hipocráticos**: o doente, o médico e a doença Rio de Janeiro: Fiocruz, 2005. p. 79. Disponível em: http://books.scielo.org/id/9n2wg. Acesso em: 06 mar. 2021.

60. REZENDE, Joffre Marcondes. **À sombra do plátano**: crônicas de história da medicina. São Paulo: Editora Unifesp, 2009. Capítulo: dos quatro humores às quatro bases. p. 49-53. Disponível em: http://books.scielo.org/id/8kf92/pdf/rezende-9788561673635-05.pdf. Acesso em: 06 mar. 2021.

61. MARTINS, Roberto de Andrade; MARTINS, Lilian Al-Chueyr Pereira; FERREIRA, Renata Rivera; TOLEDO, Maria Cristina Ferraz de. **Contágio**: história da prevenção das doenças transmissíveis. São Paulo: Moderna, 1997. Disponível em: http://webcache.googleusercontent.com/search?q=cache:http://www.ghtc.usp.br/Contagio/intro.html&gws_rd=cr&dcr=0&ei=Z8D9WeGfPMmtwATu1IuIBw. Acesso em: 06 mar. 2021.

62. DONATELLI, Marisa Carneiro de Oliveira Franco. Descartes e os medicos. **Scientiæ studia**, São Paulo, v. 1, n. 3, p. 323-36, 2003.

63. TEIXEIRA, Marcus Zulian. Antropologia Médica Vitalista: uma ampliação ao entendimento do processo de adoecimento humano. **Revista Médica (São Paulo)**, São Paulo, v. 96, n. 3, p. 145-58, 2017.

64. SCHNEIDER João Ricardo. **História do Parapsiquismo**. Foz do Iguaçu: Editares, 2018. p. 420- 421.

65. VIEIRA, Waldo. Conscienciologia [verbete]. In: Vieira, Waldo (org.). **Enciclopédia da Conscienciologia**. 9 ed. Digital. Versão 9.00. Foz do Iguaçu: Editares, 2018. Disponível em: https://editares.org.br/livro/enciclopedia-da-conscienciologia-9a-edicao/ Acesso em: 06 mar. 2021.

66. VIEIRA, Waldo. Cronologia da Projeciologia [verbete]. In: Vieira, Waldo (org.). **Enciclopédia da Conscienciologia**. 9 ed. Digital. Versão 9.00. Foz do Iguaçu: Editares, 2018. Disponível em: https://editares.org.br/livro/enciclopedia-da-conscienciologia-9a-edicao/ Acesso em: 06 mar. 2021.

67. VIEIRA, Waldo. **Projeciologia**: panorama das experiências da consciência fora do corpo humano. 10 ed. Foz do Iguaçu: Editares, 2008. 1254 p.

68. CORDIOLI, Cesar. **Conscienciologia**: Breve Introdução à Ciência da Consciência. Foz do Iguaçu: Editares, 2019.

69. SCHVEITZER, Fernanda Cabral. Saúde Consciencial [verbete]. In: Vieira, Waldo (org.). **Enciclopédia da Conscienciologia**. 9 ed. Digital. Versão 9.00. Foz do Iguaçu: Editares, 2018. Disponível em: https://editares.org.br/livro/enciclopedia-da-conscienciologia-9a-edicao/ Acesso em: 06 mar. 2021.

70. VIEIRA, Waldo. Anticura [verbete]. In: Vieira, Waldo (org.). **Enciclopédia da Conscienciologia**. 9 ed. Digital. Versão 9.00. Foz do Iguaçu: Editares, 2018. Disponível em: https://editares.org.br/livro/enciclopedia-da-conscienciologia-9a-edicao/ Acesso em: 06 mar. 2021.

71. VIEIRA, Waldo. **Léxico de Ortopensatas**. Foz do Iguaçu: Editares, 2014. p. 1507.

72. MACHADO, Cesar. **Proatividade Evolutiva**. Foz do Iguaçu: Editares, 2013. p. 231.

73. DUNCAN, Bruce B; SCHIMIDT, Maria Ines; GIUGLIANI, Elsa R. J. **Medicina ambulatorial**: condutas de atenção primária baseadas em evidências. 3 ed. Porto Alegre: Artmed, 2006. p. 116.

74. VIEIRA, Waldo. **Homo sapiens reurbanisatus**. 3 ed. Foz do Iguaçu, PR: Associação Internacional do Centro de Altos Estudos da Conscienciologia – CEAEC, 2005. 1584 p.

75. VIEIRA, Waldo. **700 Experimentos da Conscienciologia**. 3 ed. Foz do Iguaçu: Editares, 2013. 1088 p.

76. ROSENFIELD, Denis Lerrer. Vida e Obra. In: DESCARTES R. **Discurso do Método**. Porto Alegre: L&PM, 2005.

77. JAPIASSÚ, Hilton; MARCONDES, Danilo. **Dicionário Básico de Filosofia**. 3 ed. Rio de Janeiro: Jorge Zahar, 1996.

78. KUHN, Thomas S. **The Structure of Scientific Revolutions**. 2nd. ed. Chicago, University of Chicago Press, 1970.

79. SILVEIRA, Rosemari Monteiro Castilho Foggiatto; BAZZO, Walter. Ciência, tecnologia e suas relações sociais: a percepção de geradores de tecnologia e suas implicações na educação tecnológica. **Ciência & Educação (Bauru)**, Bauru, v. 15, n. 3, p. 681-694, 2009. Disponível em: https://doi.org/10.1590/S1516-73132009000300014. Acesso em: 06 mar. 2021.

80. MINAYO, Maria Cecília de S.; SANCHEZ, Odécio. Quantitativo-Qualitativo: oposição ou complementaridade? **Caderno de Saúde Pública**, Rio de Janeiro, v. 9, n, 3, p. 239-262, 1993. Disponível em: https://www.scielo.br/pdf/csp/v9n3/02.pdf. Acesso em: 06 mar. 2021.

81. BARRETO, Maurício L. O conhecimento científico e tecnológico como evidência para políticas e atividades regulatórias em saúde. **Ciência saúde coletiva**, Rio de Janeiro, v. 9, n. 2, p. 329-338, 2004. Disponível em: https://doi.org/10.1590/S1413-81232004000200010. Acesso em: 06 mar. 2021.

82. LAWN, Chris. **Compreender Gadamer**. Petrópolis, RJ: Vozes, 2007. 208 p.

83. PINZANI, Alessandro. **Habermas**: Introdução. Porto Alegre: Artmed, 2009. 160 p.

84. AYRES, José Ricardo de Carvalho Mesquita. Sujeito, intersubjetividade e práticas de saúde. **Ciência saúde coletiva**, Rio de Janeiro, v. 6, n. 1, p. 63-72, 2001. Disponível em: http://dx.doi.org/10.1590/S1413-81232001000100005. Acesso em: 06 mar. 2021.

85. HABERMAS, Jürgen. **Teoría de la acción comunicativa**. Madrid: Taurus, 1987. 516 p.

86. BETTINE, Marco. **A Teoria do Agir Comunicativo de Jürgen Habermas**: bases conceituais. São Paulo: Edições EACH, 2021. Disponível em: http://www.livrosabertos.sibi.usp.br/portaldelivrosUSP/catalog/book/587. Acessado em 06 mar. 2021.

87. MINAYO, Maria Ceília de S. **O Desafio do Conhecimento: pesquisa qualitativa em saúde**. 8 ed. São Paulo: Hucitec, 2004. 416 p.

88. PRADO, Marta Lenise; SOUZA, Maria Lourdes; CARRARO, Thelma Elisa. **Investigación cualitativa en enfermería**: contexto y bases conceptuales. Washington, DC: OPAS, 2008. (Serie PALTEX Salud y Sociedad, 2000; 9). Disponível em: https://iris.paho.org/handle/10665.2/51581. Acesso em: 06 mar. 2021.

89. TURATO, Egberto Ribeiro. Métodos qualitativos e quantitativos na área da saúde: definições, diferenças e seus objetos de pesquisa. **Revista de Saúde Pública**, São Paulo, v. 39, n. 3, p. 507-514, 2005. Disponível em: https://doi.org/10.1590/S0034-89102005000300025. Acesso em: 06 mar. 2021.

90. ROLFE, Gary. Validity, trustworthiness and rigor: quality and the idea of qualitative research. **Journal of Advanced Nursing**, EUA, v. 53, n. 3, p. 304-310, 2006.

91. REEVES, Scott; ALBERT, Mathieu; KUPER, Ayelet; HODGES, Brian David. Why use theories in qualitative research? **BMJ**, England, v. 337, p. 631-634, 2008 Disponível em: https://www.bmj.com/content/337/bmj.a949.full. Acesso em: 06 mar. 2021.

92. CRESWELL, John W. **A Concise Introduction to Mixed Methods Research**. SAGE: Thousand Oaks, 2015.

93. ROGERS, Everett M. **Diffusion of Innovations**. 5 ed. New York: Free Press, 2004. 574 p.

94. CHAMBERLAIN, Paul. Knowledge is not everything, Design for Health, EUA, v. 4, n. 1, p. 1-3, 2020. Disponível em: https://doi.org/10.1080/24735132.2020.1731203. Acesso em: 06 mar. 2021.

95. EGGER, Matthias; DAVEY SMITH, George; ALTMAN, Douglas G. (org.). **Systematic Reviews in Health Care: Meta-analysis in context**. London: BMJ books, 2001.

96. GRANT, Marioa J; BOOTH, Andrew. A typology of reviews: an analysis of 14 review types and associated methodologies. **Health Information & Libraries Journal**, EUA, v. 26, n. 2, p, 91-108. https://doi.org/10.1111/j.1471-1842.2009.00848.x. Acesso em: 06 mar. 2021.

97. O'LEARY, Bethan C; WOODCOCK, Paul; KAISER, Michel J.; PULLIN, Andrew S. Evidence maps and evidence gaps: evidence review mapping as a method for collating and appraising evidence reviews to inform research and policy. **Environmental Evidence**, EUA. v. 6, n. 19, p. 19, 2017. Disponível em: https://doi.org/10.1186/s13750-017-0096-9. Acesso em: 06 mar. 2021.

98. MORRIS, Zoe. S; WOODING, Steven; GRANT, Jonathan. The answer is 17 years, what is the question: understanding time lags in translational research. **Journal of the Royal Society of Medicine**, England, v. 104, n. 12, p. 510-520. Disponível em: https://doi.org/10.1258/jrsm.2011.110180. Acesso em: 06 mar. 2021.

99. GNATTA, Juliana Rizzo; KUREBAYASHI, Leonice Fumiko Sato; TURRINI, Ruth Natalia Teresa; SILVA, Maria Júlia Paes da. Aromatherapy and nursing: historical and theoretical conception. **Revista da escola de enfermagem USP**, São Paulo, v. 50, n. 1, p. 127-133, 2016. Disponível em: http://dx.doi.org/10.1590/S0080-623420160000100017. Acesso em: 06 mar. 2021.

100. SVENAUS, Fredrik. Hermeneutics of medicine in the wake of Gadamer: the issue of phronesis. **Theoretical Medicine and Bioethics**, EUA, v. 24, n. 5, p. 407-431, 2003. Disponível em: https://doi.org/10.1023/b:meta.0000006935.10835.b2. Acesso em: 06 mar. 2021

101. SALLES, Léia Fortes; KUREBAYASHI, Leonice Fumiko Sato; SILVA, Maria Julia Paes. As práticas complementares e a Enfermagem. In: SALLES, L. F; SILVA, M. J. P. (org.). **Enfermagem e as práticas complementares em saúde**. São Caetano do Sul, SP: Yendis, 2011, p. 1-18.

102. TESSER, Charles Dalcanale; SOUSA, Islândia Maria Carvalho de. Atenção primária, atenção psicossocial, práticas integrativas e complementares e suas afinidades eletivas. **Saude e sociedade**, São Paulo, v. 21, n. 2, p. 336-350, 2012. Disponível em: http://dx.doi.org/10.1590/S0104-12902012000200008. Acesso em: 06 mar. 2021.

103. PIERCE Beverly A; CHESNEY, Margaret A.; WITT, Claudia M.; BERMAN, Brian M. Physician Perspectives on Comparative Effectiveness Research: Implications for Practice-based Evidence. **Global Advances in Health and Medicine**, EUA, v. 1, n. 4, p. 32-6, 2012. Disponível em: https://doi.org/10.7453/gahmj.2012.1.4.004. Acesso em: 06 mar. 2021.

104. DOSSETT, Michelle L; FRICCHIONE, Gregory. L; BENSON, Herbert B. A New Era for Mind-Body Medicine. **New England Journal of Medicine**, EUA, v. 382, n. 15, p. 1390-1391, 2020. Disponível em: https://doi.org/10.1056/NEJMp1917461. Acesso em: 06 mar. 2021.

105. CURI, Luciano Marcos; SANTOS, Roberto Carlos dos. Ludwik Fleck e a análise sociocultural da(s) ciência(s). **História ciências saúde-Manguinhos**, Rio de Janeiro, v. 18, n. 4, p. 1169-1173, 2011. Disponível em: https://doi.org/10.1590/S0104-59702011000400013. Acesso em: 06 mar. 2021.

106. SCHVEITZER, Mariana Cabral. **Estilos de Pensamento em Educação em Enfermagem: uma análise da produção científica das regiões Norte, Nordeste e Centro-oeste do Brasil**. Dissertação (Mestrado em Enfermagem). Florianópolis: Centro de Ciencias da Saúde da Universidade Federal de Santa Catarina - UFSC, 2010, 123 p. Disponível em: https://repositorio.ufsc.br/xmlui/handle/123456789/94648. Acesso em: 06 mar. 2021.

107. CUTOLO, Luiz Roberto Agea. **Estilo de pensamento em educação médica: um estudo do currículo do curso de graduação em medicina da UFSC**. 2001. Tese (Doutorado em Educação) - Centro de Ciências da Educação, Universidade Federal de Santa Catarina, Florianopolis, 2001.

108. FLECK, Ludwik. **Genesis and Development of a Scientific Fact**. Chicago: University of Chicago Press, 1992. 203 p.

109. LÖWY, Ilana. Introduction: Ludwick Fleck's epistemology of medicine and biomedical sciences. **Studies in History and Philosophy of Science Part C: Studies in History and Biological and Biomedical Science**, EUA, v. 35, n. 3, p. 437-445, 2004.

110. PEREIRA, Isabel Brasil. **Interdisciplinaridade**. Dicionário da Educação Profissional em Saúde (on-line). Fundação Oswaldo Cruz: Escola Politécnica de Saúde Joaquim Venâncio. 2009. Disponível em: http://www.sites.epsjv.fiocruz.br/dicionario/verbetes/int.html

111. PEDUZZI, Marina. **Trabalho em Equipe**. Dicionário da Educação Profissional em Saúde (on-line). Fundação Oswaldo Cruz: Escola Politécnica de Saúde Joaquim Venâncio. 2009.

112. LEITE, Hernande. Metodologia de Autopesquisa. **Conscientia,** Foz do Iguaçu, v. 17, n. 2, p. 163-170, 2013.

113. SCHVEITZER, Mariana Cabral. Pesquisa da Consciência e Fenômenos Psíquicos: Entrevista com Dean Radin (IONS). **Interparadigmas**, [s.l.], ano 5, n. 5, p. 325-328, 2017.

114. QUEIROZ, Maria Isaura Pereira. Relatos orais: do "indizível" ao "dizível". **Ciência e Cultura**, Campinas, v. 39, n. 3, p. 272- 286, 1987.

115. HOGA, Luiza Akiko Komura; PEREIRA, Priscila Faria. Paradigmas de pesquisa. In: HOGA, Luiza Akiko Komura; BORGES, Ana Luiza Vilela (org.). **Pesquisa empírica em saúde**: guia prático para iniciantes São Paulo: EEUSP, 2016, p. 13-21.

116. DeCASTRO, Thiago Gomes; GOMES, William Barbosa. Aplicações do método fenomenológico à pesquisa em psicologia: tradições e tendências. **Estudos de Psicologia**, Campinas, v. 28, n. 2, p. 153-171, 2011. Disponível em: https://www.scielo.br/j/estpsi/a/HY5BkwhGFWzzkxjVdYQ-Q9Fd/?lang=pt#. Acesso em: 05 jun. 2021.

117. AYRES, José Ricardo de Carvalho Mesquita. Para comprender el sentido prático de las acciones de salud: contribuciones da la hermenéutica filosófica. **Salud Colectiva**, [s.l.], v. 4, n. 2, p. 159-172, 2008.

118. MOTA, Tathiana. **Curso Intermissivo**: você se preparou para os desafios da vida humana? Foz do Iguaçu: Editares, 2016. 200 p.

119. VIEIRA, Waldo. Antepassado de si mesmo [verbete]. In: Vieira, Waldo (org.). **Enciclopédia da Conscienciologia**. 9 ed. Digital. Versão 9.00. Foz do Iguaçu: Editares, 2018. Disponível em: https://editares.org.br/livro/enciclopedia-da-conscienciologia-9a-edicao/ Acesso em: 06 mar. 2021.

120. LUZ, Marcelo da. **Onde a religião termina?** Foz do Iguaçu: Editares, 2011. 486 p.

121. BALONA, Malú. **Autocura através da reconciliação**: estudo prático sobre afetividade. Foz do Iguaçu: Editares, 2015. 369 p.

122. LOUZADA, Rita de Cássia Ramos; SILVA FILHO, João Ferreira da. **Tornar-se pesquisador: a escolha profissional como um processo**. Psicologia em Estudo, [s.l.], v. 13, n. 4, p. 753-760, 2008. Disponível em: https://dx.doi.org/10.1590/S1413-73722008000400013. Acesso em: 06 mar. 2021.

123. ZASLAVSKI, Alexandre. Autoexperimentação Consciencial: O Método Científico Conscienciológico. **Conscientia**, Foz do Iguaçu, v. 23, n. 3, p. 147-158, 2019.

124. FERTONANI, Hosanna Pattrig; PIRES, Denise Elvira Pires de; BIFF, Daiane; SCHERER, Magda Duarte dos Anjos. Modelo assistencial em saúde: conceitos e desafios para a atenção básica brasileira. **Ciência saúde coletiva**, Rio de Janeiro, v. 20, n. 6, p. 1869-1878, 2015. Disponível em: https://doi.org/10.1590/1413-81232015206.13272014. Acesso em: 06 mar. 2021.

125. ALMEIDA, Maria Cecília Puntel; ROCHA, Juan Stuardo Yazlle. **O saber de enfermagem e sua dimensão prática**. SãoPaulo: Cortez, 1986.

126. AYRES, José Ricardo C. M. **Cuidado**: trabalho e interação nas práticas de saúde. Rio de Janeiro: ABRASCO, 2009. (Coleção Clássicos para Integralidade em Saúde). 143 p. Disponível em: https://www.cepesc.org.br/wp-content/uploads/2013/08/miolo-livro-ricardo.pdf. Acesso em: 06 mar. 2021.

127. MALTA Deborah Carvalho; MERHY, Emerson Elias. A micropolítica do processo de trabalho em saúde: revendo alguns conceitos. **Reme: Revista Mineira de Enfermagem**, Belo Horizonte, v. 7, n. 1, p. 61-66, 2003. Disponível em: https://www.reme.org.br/artigo/detalhes/786. Acesso em: 06 mar. 2021.

128. MEIER, Marineli Joaguim.; CIANCIARULLO, Tamara Iwanow. Tecnologia: um conceito em construção para o trabalhador em saúde. **Texto & Contexto Enfermagem**, Santa Catarina, v. 11, n. 1, p. 31-49, 2002.

129. GONÇALVES, Ricardo Bruno Mendes. **Tecnologia e organização social das práticas de saúde:** características tecnológicas de processo de trabalho na Rede Estadual de Centros de Saúde de São Paulo. São Paulo: Hucitec, 1994. 278 p. (Sáude em Debate, 76).

130. MERHY, Emerson Elias; ONOCKO, Rosana. **Agir em saúde**: um desafio para o público. São Paulo: Hucitec, 1997.

131. MERHY, Emerson Elias. **Saúde**: a cartografica do trabalho vivo em ato. São Paulo: Hucitec, 2007.

132. GARBOIS, Júlia Arêas; SODRE, Francis; DALBELLO-ARAUJO, Maristela. Da noção de determinação social à de determinantes sociais da saúde. **Saúde debate**, Rio de Janeiro, v. 41, n. 112, p. 63-76, 2017. Disponível em: https://doi.org/10.1590/0103-1104201711206. Acesso em: 06 mar. 2021.

133. OGATA, Márcia Niituma. **Concepções de saúde e doença: estudo das representações sociais de profissionais da saúde.** 2000. Tese (Doutorado em Enfermagem) - Escola de Enfermagem de Ribeirão Preto da Universidade de São Paulo, 2000.

134. OSPINA, Naykky Singh; KARI, PHILLIPS, Kari A.; RODRIGUEZ-GUTIERREZ, Rene; CASTANEDA-GUARDERAS, Ana; GIONFRIDO, Michael R.; BRANDA, Megan E.; MONTORI, Victor M. Eliciting the Patient's Agenda- Secondary Analysis of Recorded Clinical Encounters. **Journal of General Internal Medicine**, EUA, v. 34, n. 1, p. 36-40, 2019. Disponível em: https://doi.org/10.1007/s11606-018-4540-5. Acesso em: 06 mar. 2021.

135. MITCHELL, Rebecca; PARKER, Vicki; GILES, Michele; WHITE, Nadine. Review: Toward Realizing the Potential of Diversity in Composition of Psychosocial Dynamics of Interprofessional Collaboration Inter- professional Health Care Teams: An Examination of the Cognitive and Psychosocial Dynamics of Interprofessional Collaboration. **Medical Care Research and Review: MCRR**, EUA, v. 67, n. 1, p. 3–26, 2010. Disponível em: https://pubmed.ncbi.nlm.nih.gov/19605620/. Acesso em: 06 mar. 2021

136. RECTHIN, Sheldon M. A conceptual framework for interprofessional and co-managed care. **Academic medicine: journal of the Association of American Medical College**, EUA, v. 83, n. 10, p. 929–33, 2008. Disponível em: https://doi.org/10.1097/ACM.0b013e3181850b4b. Acesso em: 06 mar. 2021.

137. SANGALETI, Carine; SCHVEITZER, Mariana Cabral; PEDUZZI, Marina; ZOBOLI, Elma Lourdes Campos Pavone; SOARES, Cassia Baldini. Experiences and shared meaning of teamwork and interprofessional collaboration among health care professionals in primary health care settings: a systematic review. **JBI database of systematic reviews and implementation reports**, EUA, v. 15, n. 11, p. 2723-2788, 2017. Disponível em: https://doi.org/10.11124/JBISRIR-2016-003016. Acesso em: 06 mar. 2021.

138. MCCALLIN, Antoinette M. Interdisciplinary researching: exploring the opportunities and risks of working together. **Nursing & Health Sciences**, EUA, v. 8, n. 2, p. 88-94, 2006. Disponível em: https://doi.org/10.1111/j.1442-2018.2006.00257.x. Acesso em: 06 mar. 2021.

139. HSIAO, Jony; SCHVEITZER, Mariana Cabral; GERMANI, Ana Claudia. Colaboração Interprofissional para oferta de Práticas Integrativas na Atenção Primária à Saúde. In: GOUVEIA, Gisele Damian Antonio (org.). **Práticas Integrativas em Saúde**: aprendizado em serviço. Curitiba: Paco Editorial, 2019, p. 67-81.

140. WORDL HEALTH ORGANIZATION. Framework for Action on Interprofessional Education & Collaborative Practice. Geneva: WHO, 2010. 64 p. Disponível em: https://apps.who.int/iris/bitstream/handle/10665/70185/WHO_HRH_HPN_10.3_eng.pdf?sequence=1. Acesso em: 06 mar. 2021.

141. AGRELI, Heloise Fernandes; PEDUZZI, Marina; SILVA, Mariana Charantola. Atenção centrada no paciente na prática interprofissional colaborativa. **Interface (Botucatu)**, Botucatu, v. 20, n. 59, p. 905-916, 2016. Disponível em: https://doi.org/10.1590/1807-57622015.0511. Acesso em: 06 mar. 2021.

142. SCHVEITZER, Mariana Cabral. Acolhimento Universal [verbete]. In: Vieira, Waldo (org.). **Enciclopédia da Conscienciologia**. 9 ed. Digital. Versão 9.00. Foz do Iguaçu: Editares, 2018. Disponível em: https://editares.org.br/livro/enciclopedia-da-conscienciologia-9a-edicao/ Acesso em: 06 mar. 2021.

143. TESSER, Charles Dalcanale; LUZ, Madel Therezinha. Racionalidades médicas e integralidade. **Ciência saúde coletiva**, Rio de Janeiro, v. 13, n. 1, p. 195-206, 2008. Disponível em: http://dx.doi.org/10.1590/S1413-81232008000100024. Acesso em: 06 mar. 2021.

144. FOUCAULT, Michel. **Vigiar e punir**: nascimento da prisão. 29 ed. Tradução de Raquel Ramalhete. Petrópolis, RJ: Vozes, 2004, p. 125-52.

145. BRASIL. Ministério da Saúde. Secretaria de Atenção à Saúde. Núcleo Técnico da Política Nacional de Humanização. **Clínica ampliada, equipe de referência projeto terapêutico singular**. 2 ed. Brasília: Ministério da Saúde, 2008. 60 p. Disponível em: http://bvsms.saude.gov.br/bvs/publicacoes/clinica_ampliada_equipe_projeto_2ed.pdf. Acesso em: 06 mar. 2021.

146. ROGERS, Carl. R. **Tornar-se pessoa**. 6 ed. São Paulo: Martins Fontes, 2009. 520 p.

147. SAFDER, Taimur. The Name of the Dog. **The New England journal of medicine**, USA, v. 379, n. 14, p. 1299-1301, 2018. Disponível em: https://dx.doi.org/10.1056/NEJMp1806388. Acesso em: 06 mar. 2021.

148. AYRES, José Ricardo de Carvalho Mesquita. O cuidado, os modos de ser (do) humano e as práticas de saúde. **Saúde Sociedade**, São Paulo, v. 13, n. 3, p. 16-29, 2004 Disponível em: http://dx.doi.org/10.1590/S0104-12902004000300003. Acesso em: 06 mar. 2021.

149. BRASIL. Ministério da Saúde. Secretaria de Atenção à Saúde. Portaria n.1083, de 2 de outubro de 2012. Aprova o protocolo clínico e diretrizes terapêuticas da dor crônica. **Diário Oficial da União**, n. 214, de 05 de nov. 2002, sec, 1 p. 82. Disponível em: http://bvsms.saude.gov.br/bvs/saudelegis/sas/2012/prt1083_02_10_2012.html. Acesso em: 06 mar. 2021.

150. DE SOUZA, Juliana Barcellos; GROSSMANN, Eduardo; PERISSINOTTI, Dirce Maria Navas; OLIVEIRA JUNIOR, Jose Oswaldo de; FONSECA, Paulo Renato Barreiros da; POSSO, Irimar de Paula. Prevalence of Chronic Pain, Treatments, Perception, and Interference on Life Activities: Brazilian Population-Based Survey. **Pain research & management**, [s.l.], v. 2017, p. 4643830. Disponível em: https://dx.doi.org/10.1155/2017/4643830. Acesso em: 06 mar. 2021.

151. WORLD HEALTH ORGANIZATION. **Acupuncture**: review and analysis of reports on controlled clinical trials. Genebra: WHO, 2002. 81 p. Disponível em: http://digicollection.org/hss/en/d/Js4926e/. Acesso em: 06 mar. 2021.

152. MAMBRETTI Giorgio; SÉRAPHIN Jean. **La medicina patas arriba** ¿Y si Hamer tuviera razón? Barcelona: Obelisco, 2002. 160 p.

153. CARDOSO, Hugo Ferrari; BAPTISTA, Makilim Nunes; SOUZA, Denise Francioni Amorim; GOULART JÚNIOR, Edward. Síndrome de burnout: análise da literatura nacional entre 2006 e 2015. **Revista Psicologia Organizações e Trabalho**, [s.l.], v. 17, n. 2, p. 121-128, 2017. Disponível em: https://dx.doi.org/10.17652/rpot/2017.2.12796. Acesso em: 06 mar. 2021.

154. TAKIMOTO, Nário; ALMEIDA, Roberto. Conscienciotherapy: A Clinical Experience of the Nucleus of Integral Assistance for the Consciousness. **Journal of Conscientiology**, [s.l.], v. 4, n, 15S, 2002, p. 21-41.

155. TAKIMOTO, Nário. Principios Teáticos da Consciencioterapia. **Journal of Conscientiology**, [s.l.], v. 9, n, 33S, 2006, p. 11-28.

156. ESTERMANN, Regina. Ciclo autoconsciencioterápico [verbete]. In: Vieira, Waldo (org.). **Enciclopédia da Conscienciologia**. 9 ed. Digital. Versão 9.00. Foz do Iguaçu: Editares, 2018. Disponível em: https://editares.org.br/livro/enciclopedia-da-conscienciologia-9a-edicao/ Acesso em: 06 mar. 2021.

157. GESING, Alzira; Autopesquisa Conscienciométrica aplicada à interassistencialidade Parapedagógica. **Revista de Parapedagogia**. Foz do Iguaçu, PR, out., 2012; p. 69-80.

158. GUIMARÃES Tania. **Dinâmica evolutiva Conscienciológica**. Interparadigmas, [s.l.], v. 1, n.1, p. 89-101, 2013.

159. BURKHARD, Gudrun. **Tomar a vida nas próprias mãos**: como trabalhar na própria biografia o conhecimento das leis gerais do desenvolvimento humano. 4 ed. São Paulo: Antroposófica, 2010.

160. ANTUNES, Luiz Fernando. Antiadicção [verbete]. In: Vieira, Waldo (org.). **Enciclopédia da Conscienciologia**. 9 ed. Digital. Versão 9.00. Foz do Iguaçu: Editares, 2018. Disponível em: https://editares.org.br/livro/enciclopedia-da-conscienciologia-9a-edicao/ Acesso em: 06 mar. 2021.

161. ARAKAKI, Kátia. **Antibagulhismo energético**. Foz do Iguaçu: Editares, 2015. 190 p.

162. ARAKAKI, Kátia. Antibagulhismo Energético [verbete]. In: Vieira, Waldo (org.). **Enciclopédia da Conscienciologia**. 9 ed. Digital. Versão

9.00. Foz do Iguaçu: Editares, 2018. Disponível em: https://editares.org. br/livro/enciclopedia-da-conscienciologia-9a-edicao/ Acesso em: 06 mar. 2021.

163. VIEIRA, Waldo. Autocura [verbete]. In: Vieira, Waldo (org.). **Enciclopédia da Conscienciologia**. 9 ed. Digital. Versão 9.00. Foz do Iguaçu: Editares, 2018. Disponível em: https://editares.org.br/livro/enciclopedia-da-conscienciologia-9a-edicao/ Acesso em: 06 mar. 2021.

164. MUSSKOPF, Tony. Autenticidade Consciencial [verbete] In: Vieira, Waldo (org.). **Enciclopédia da Conscienciologia**. 9 ed. Digital. Versão 9.00. Foz do Iguaçu: Editares, 2018. Disponível em: https://editares.org. br/livro/enciclopedia-da-conscienciologia-9a-edicao/ Acesso em: 06 mar. 2021.

165. COUTO, Cirleine. **Contrapontos do Parapsiquismo**: Superação do Assédio Interconsciencial Rumo à Desassedialidade Permanente Total. Foz do Iguaçu: Editares, 2010. p. 44

166. VIEIRA, Waldo. **Homo sapiens pacificus**. 3 ed. Foz do Iguaçu: Associação Internacional do Centro de Altos Estudos da Conscienciologia – CEAEC; Editares, 2007. 1584 p.

167. VIEIRA, Waldo. **100 testes da conscienciometria**. Rio de Janeiro: Instituto Internacional de Projeciologia e Conscienciologia, 1997. 232 p.

168. VIEIRA, Waldo. Rotina Útil [verbete]. In: Vieira, Waldo (org.). **Enciclopédia da Conscienciologia**. 9 ed. Digital. Versão 9.00. Foz do Iguaçu: Editares, 2018. Disponível em: https://editares.org.br/livro/enciclopedia-da-conscienciologia-9a-edicao/ Acesso em: 06 mar. 2021.

169. MARTINS, Eduardo. Padrão Homeostático de Referência [verbete]. In: Vieira, Waldo (org.). **Enciclopédia da Conscienciologia**. 9 ed. Digital. Versão 9.00. Foz do Iguaçu: Editares, 2018. Disponível em: https://editares.org.br/livro/enciclopedia-da-conscienciologia-9a-edicao/ Acesso em: 06 mar. 2021.

170. SILVA, Irene de Jesus; OLIVEIRA, Marília de Fátima Vieira de; SILVA, Sílvio Éder Dias da; POLARO, Sandra Helena Isse; RADÜNZ, Vera; KOTZIAS, Evanguelia; SANTOS, Atherino dos; SANTANA, Mary Elizabeth de. Cuidado, autocuidado e cuidado de si: uma compreensão paradigmática para o cuidado de enfermagem. **Revista da Escola de Enfermagem da USP**, São Paulo, v. 43, n. 3, p. 697-703, 2009. Disponível em: https://doi.org/10.1590/S0080-62342009000300028. Acesso em: 06 mar. 2021.

171. VIEIRA, Waldo. **Manual da Tenepes**: Tarefa Energética Pessoal. 3 ed. Foz do Iguaçu, Editares, 2011. 154 p.

172. KAUATI, Adriana. Síndrome do Impostor [verbete]. In: Vieira, Waldo (org.). **Enciclopédia da Conscienciologia**. 9 ed. Digital. Versão 9.00. Foz do Iguaçu: Editares, 2018. Disponível em: https://editares.org.br/livro/enciclopedia-da-conscienciologia-9a-edicao/ Acesso em: 06 mar. 2021.

173. DAHLKE, Rüdiger; DETHLEFSEN, T. **A doença como caminho**: uma visão da cura como ponto de mutação em que um mal deixa. São Paulo: Cultrix, 1992. 264 p.

174. DAHLKE, Rüdiger. **A Doença como linguagem da alma**: os sintomas como oportunidades de desenvolvimento. São Paulo: Cultrix, 1999. 328 p.

175. DAHLKE, Rüdiger. **A doença como símbolo**: pequena Enciclopédia de Psicossomática - Sintomas, Significados, Tratamentos e Remissão. São Paulo: Cultrix, 2000. 336 p.

176. ODOUL, Michael. **Diga-me onde dói e eu te direi por quê**: os gritos do corpo são as mensagens das emoções. Rio de Janeiro: Elsevier, 2003. 201 p.

177. HAY, Louise L. **Cure seu corpo**: as causas dos males físicos e o modo metafísico de combatê-los. Editora Best Seller, 2009. 84 p.

178. RAINVILLE, Claudia. **La Metamedicina**. Málaga: Editorial Sirio, 2009. 504 p.

179. PROCHASKA, James O.; DICLEMENTE, Carlos C. **The Transtheoretical Approach: Crossing Traditional Boundaries of Therapy**. Homewood, IL: Dow Jones-Irwin; 1984. 193 p.

180. MCCULLOUGH, Dennis. **My mother your mother**. [s.l.]: HarperCollins, 2009. 263 p.

181. VIEIRA, Waldo. Técnica da circularidade [verbete]. In: Vieira, Waldo (org.). **Enciclopédia da Conscienciologia**. 9 ed. Digital. Versão 9.00. Foz do Iguaçu: Editares, 2018. Disponível em: https://editares.org.br/livro/enciclopedia-da-conscienciologia-9a-edicao/ Acesso em: 06 mar. 2021.

182. VIEIRA, Waldo. Inteligência Evolutiva [verbete]. In: Vieira, Waldo (org.). **Enciclopédia da Conscienciologia**. 9 ed. Digital. Versão 9.00. Foz do Iguaçu: Editares, 2018. Disponível em: https://editares.org.br/livro/enciclopedia-da-conscienciologia-9a-edicao/ Acesso em: 06 mar. 2021.

183. KAUATI, Adriana. Autopesquisa, parapsiquismo e autocientificidade. **Revista Interparadigmas**, Foz do Iguaçu, ano 2, n. 2, 2014, p. 11-21. Disponível em: https://www.interparadigmas.org.br/wp-content/

uploads/2017/12/Interparadigmas_Kauati_port_N4.pdf. Acesso em: 06 mar. 2021.

184. VIEIRA, Waldo. Autopesquisologia [verbete]. In: Vieira, Waldo (org.). **Enciclopédia da Conscienciologia**. 9 ed. Digital. Versão 9.00. Foz do Iguaçu: Editares, 2018. Disponível em: https://editares.org.br/livro/enciclopedia-da-conscienciologia-9a-edicao/ Acesso em: 06 mar. 2021.

185. CORDIOLI, Cesar. **Calepino Conscienciológico**: Coletânea de apontamentos pró-evolutivos. Foz do Iguaçu: Editares, 2019. 1222 p.

186. GAION, Patrícia. Proposição de metodologia de autopesquisa proexológica. **Revista Proexologia**, v. 5, n. 5, 2019.

187. SILVEIRA, Fernando Lang da. A metodologia dos programas de pesquisa: a epistemologia de Imre Lakatos. **Caderno Brasileiro de Ensino de Física**, Florianópolis, v. 13, n. 3, p. 219-230, jan. 1996. ISSN 2175-7941. Disponível em: https://doi.org/10.5007/%x. Acesso em: 06 mar. 2021.

188. KAUATI, Adriana. Autocientificidade [verbete]. In: Vieira, Waldo (org.). **Enciclopédia da Conscienciologia**. 9 ed. Digital. Versão 9.00. Foz do Iguaçu: Editares, 2018. Disponível em: https://editares.org.br/livro/enciclopedia-da-conscienciologia-9a-edicao/ Acesso em: 06 mar. 2021.

189. CARVALHO, Juliana; CARVALHO, Francisco. Síndrome do conflito de paradigmas: proposição de nova patologia consciencial. **Conscientia,** Foz do Iguaçu, v. 15, n. 1, p. 80-91, 2011.

190. ZASLAVSKY, Alexandre; KAUATI, Adriana; RIBEIRO, Luciana; HOFFMANN, Adriana; FERNANDES, Viviane; SCHVEITZER, Mariana Cabral; MELLO, Patricia Gaspar. Diagrama de Transição Autoparadigmática. **Interparadigmas.** [s.l.], n. 7, p. 85-108, 2020. Disponível em: http://reposicons.org/jspui/handle/123456789/377. Acesso em: 06 mar. 2021.

191. BALONA, Malu. **Síndrome do Estrangeiro**. Foz do Iguaçu: Editares, 2006. 330 p.

192. KAHNEMAN, Daniel. Rápido e devagar: duas firas de pensar. São Paulo: Objetiva, 2012. 608 p.

193. SEVINC, Gunes; LAZAR, Sara W. How does mindfulness training improve moral cognition: a theoretical and experimental framework for the study of embodied ethics. **Current Opinion in Psychology**. [s.l.], v. 28, p. 268-272, 2019. Disponível em: https://doi.org/10.1016/j.copsyc.2019.02.006. Acesso em: 06 mar. 2021.

194. FREDRICKSON, Barbara L. **Amor 2.0**: a ciência a favor dos relacionamentos. São Paulo: Companhia Editora Nacional, 2015. 272 p.

195. MARQUES-DEAK, Andrea; STERNBERG, Esther. Psiconeuroimunologia: a relação entre o sistema nervoso central e o sistema imunológico.

Revista Brasileira de Psiquiatria, São Paulo, v. 26, n. 3, p. 143-144, 2004. Disponível em: https://doi.org/10.1590/S1516-44462004000300002. Acesso em: 06 de mar. 2021.

196. BROWN, Brené. **A coragem de ser imperfeito**. Rio de Janeiro: Sextante, 2016. 208 p.

197. BROWN, Brené. **Mais Forte do que Nunca**. Rio de Janeiro: Sextante, 2015. 272 p.

198. BROWN, Brené. **A Arte da Imperfeição**. Rio de Janeiro: Sextante, 2020. 176 p.

199. VIEIRA, Waldo. Autorrecuperação dos Megacons [verbete]. In: Vieira, Waldo (org.). **Enciclopédia da Conscienciologia**. 9 ed. Digital. Versão 9.00. Foz do Iguaçu: Editares, 2018. Disponível em: https://editares.org. br/livro/enciclopedia-da-conscienciologia-9a-edicao/ Acesso em: 06 mar. 2021.

200. VIEIRA, Waldo. Autoconsciencialidade [verbete]. In: Vieira, Waldo (org.). **Enciclopédia da Conscienciologia**. 9 ed. Digital. Versão 9.00. Foz do Iguaçu: Editares, 2018. Disponível em: https://editares.org.br/livro/enciclopedia-da-conscienciologia-9a-edicao/ Acesso em: 06 mar. 2021

201. TORNIERI, Sandra. Taxologia da Autossinalética [verbete]. In: Vieira, Waldo (org.). **Enciclopédia da Conscienciologia**. 9 ed. Digital. Versão 9.00. Foz do Iguaçu: Editares, 2018. Disponível em: https://editares.org. br/livro/enciclopedia-da-conscienciologia-9a-edicao/ Acesso em: 06 mar. 2021.

202. VIEIRA, Waldo. Reconhecimento [verbete]. In: Vieira, Waldo (org.). **Enciclopédia da Conscienciologia**. 9 ed. Digital. Versão 9.00. Foz do Iguaçu: Editares, 2018. Disponível em: https://editares.org.br/livro/enciclopedia-da-conscienciologia-9a-edicao/ Acesso em: 06 mar. 2021.

203. VIEIRA, Waldo. Inspiração [verbete]. In: Vieira, Waldo (org.). **Enciclopédia da Conscienciologia**. 9 ed. Digital. Versão 9.00. Foz do Iguaçu: Editares, 2018. Disponível em: https://editares.org.br/livro/enciclopedia-da-conscienciologia-9a-edicao/ Acesso em: 06 mar. 2021.

204. VIEIRA, Waldo. Marca Parapsíquica [verbete]. In: Vieira, Waldo (org.). **Enciclopédia da Conscienciologia**. 9 ed. Digital. Versão 9.00. Foz do Iguaçu: Editares, 2018. Disponível em: https://editares.org.br/livro/enciclopedia-da-conscienciologia-9a-edicao/ Acesso em: 06 mar. 2021.

205. VIEIRA, Waldo (org.). **Enciclopédia da Conscienciologia**. 9 ed. Digital. Versão 9.00. Foz do Iguaçu: Editares, 2018. Disponível em: https:// editares.org.br/livro/enciclopedia-da-conscienciologia-9a-edicao/ Acesso em: 06 mar. 2021.

206. VIEIRA, Waldo. Pré-serenão [verbete]. In: Vieira, Waldo (org.). **Enciclopédia da Conscienciologia**. 9 ed. Digital. Versão 9.00. Foz do Iguaçu: Editares, 2018. Disponível em: https://editares.org.br/livro/enciclopedia-da-conscienciologia-9a-edicao/. Acesso em: 15 abr. 2021.

207. VIEIRA, Waldo. Autobagagem Holobiográfica [verbete]. In: Vieira, Waldo (org.). **Enciclopédia da Conscienciologia**. 9 ed. Digital. Versão 9.00. Foz do Iguaçu: Editares, 2018. Disponível em: https://editares.org.br/livro/enciclopedia-da-conscienciologia-9a-edicao/. Acesso em: 15 abr. 2021.

208. VIEIRA, Waldo. Holopensene [verbete]. In: Vieira, Waldo (org.). **Enciclopédia da Conscienciologia**. 9 ed. Digital. Versão 9.00. Foz do Iguaçu: Editares, 2018. Disponível em: https://editares.org.br/livro/enciclopedia-da-conscienciologia-9a-edicao/. Acesso em: 15 abr. 2021.

209. VIEIRA, Waldo. Iscagem Interconsciencial [verbete]. In: Vieira, Waldo (org.). **Enciclopédia da Conscienciologia**. 9 ed. Digital. Versão 9.00. Foz do Iguaçu: Internacional Editares, 2018. Disponível em: https://editares.org.br/livro/enciclopedia-da-conscienciologia-9a-edicao/. Acesso em: 15 abr. 2021.

210. VIEIRA, Waldo. Megaeuforização [verbete]. In: Vieira, Waldo (org.). **Enciclopédia da Conscienciologia**. 9 ed. Digital. Versão 9.00. Foz do Iguaçu: Editares, 2018. Disponível em: https://editares.org.br/livro/enciclopedia-da-conscienciologia-9a-edicao/. Acesso em: 15 abr. 2021.

211. VIEIRA, Waldo. Megapensene Trivocabular [verbete]. In: Vieira, Waldo (org.). **Enciclopédia da Conscienciologia**. 9 ed. Digital. Versão 9.00. Foz do Iguaçu: Editares, 2018. Disponível em: https://editares.org.br/livro/enciclopedia-da-conscienciologia-9a-edicao/. Acesso em: 15 abr. 2021.

212. VIEIRA, Waldo. Ofiexologia [verbete]. In: Vieira, Waldo (org.). **Enciclopédia da Conscienciologia**. 9 ed. Digital. Versão 9.00. Foz do Iguaçu: Editares, 2018. Disponível em: https://editares.org.br/livro/enciclopedia-da-conscienciologia-9a-edicao/. Acesso em: 15 abr. 2021.

213. VIEIRA, Waldo. Parapsiquismo [verbete]. In: Vieira, Waldo (org.). **Enciclopédia da Conscienciologia**. 9 ed. Digital. Versão 9.00. Foz do Iguaçu: Editares, 2018. Disponível em: https://editares.org.br/livro/enciclopedia-da-conscienciologia-9a-edicao/. Acesso em: 15 abr. 2021.

214. VIEIRA, Waldo. Intermissão [verbete]. In: Vieira, Waldo (org.). **Enciclopédia da Conscienciologia**. 9 ed. Digital. Versão 9.00. Foz do Iguaçu: Editares, 2018. Disponível em: https://editares.org.br/livro/enciclopedia-da-conscienciologia-9a-edicao/. Acesso em: 15 abr. 2021.

215. VIEIRA, Waldo. Princípio da Descrença [verbete]. In: Vieira, Waldo (org.). **Enciclopédia da Conscienciologia**. 9 ed. Digital. Versão 9.00. Foz do Iguaçu: Editares, 2018. Disponível em: https://editares.org.br/ livro/enciclopedia-da-conscienciologia-9a-edicao/. Acesso em: 15 abr. 2021.

216. VIEIRA, Waldo. Recin [verbete]. In: Vieira, Waldo (org.). **Enciclopédia da Conscienciologia**. 9 ed. Digital. Versão 9.00. Foz do Iguaçu: Editares, 2018. Disponível em: https://editares.org.br/livro/enciclopedia-da-cons- cienciologia-9a-edicao/. Acesso em: 15 abr. 2021.

217. VIEIRA, Waldo. Autorretrocognição [verbete]. In: Vieira, Waldo (org.). **Enciclopédia da Conscienciologia**. 9 ed. Digital. Versão 9.00. Foz do Iguaçu: Editares, 2018. Disponível em: https://editares.org.br/livro/enci- clopedia-da-conscienciologia-9a-edicao/. Acesso em: 15 abr. 2021.

218. VIEIRA, Waldo. Prospecção Seriexológica [verbete]. In: Vieira, Waldo (org.). **Enciclopédia da Conscienciologia**. 9 ed. Digital. Versão 9.00. Foz do Iguaçu: Editares, 2018. Disponível em: https://editares.org.br/ livro/enciclopedia-da-conscienciologia-9a-edicao/. Acesso em: 15 abr. 2021.

219. VIEIRA, Waldo. Trafalismo [verbete]. In: Vieira, Waldo (org.). **Enciclo- pédia da Conscienciologia**. 9 ed. Digital. Versão 9.00. Foz do Iguaçu: Editares, 2018. Disponível em: https://editares.org.br/livro/enciclope- dia-da-conscienciologia-9a-edicao/. Acesso em: 15 abr. 2021.

220. VIEIRA, Waldo. Verpon [verbete]. In: Vieira, Waldo (org.). **Enciclopé- dia da Conscienciologia**. 9 ed. Digital. Versão 9.00. Foz do Iguaçu: Edi- tares, 2018. Disponível em: https://editares.org.br/livro/enciclopedia-da- -conscienciologia-9a-edicao/. Acesso em: 15 abr. 2021.

Fontes Audiovisuais Consultadas

HONRA teu nome (Seriado). Direção: Hong Jong-chan. Córeia do Sul: tvN, 2017. Fantasia/Drama/Comédia.

O SEXTO sentido. Direção: M. Night Shymalan. Los Angeles: Buena Bista Pictures Distribution, 1999. Filme (1h 50m). Thriller/Terror.

OS OUTROS. Direção: Alejandro Amenábar. Los Angeles: Dimension Films, 2001. Filme (1h 54 m). Thriller/Terror.

UMA MENTE brilhante. Diretor: Ron Howard. Los Angeles: Universal Pictures, 2001. Filme (2h 20m). Drama/Romance.

UMA SIMPLES formalidade. Diretor: Giuseppe Tornatore. Itália: AFMD; Penta Distribuizone, 1994. Filme (1h 48m). Thriller/Drama.

Índice de Siglas

AINE – Anti-inflamatório não esteroide

BVS – Biblioteca Virtual em Saúde

BVS MTCI – Biblioteca Virtual de Saúde em Medicinas Tradicionais, Complementares e Integrativas

CDC – Código Duplista de Cosmoética

CEB – *Cultivating Emotional Balance*

CGC – Código Grupal de Cosmoética

COC – Cético-otimista-cosmoético

CP – Coletivo de Pensamento

CPC – Código Pessoal de Cosmoética

DTA – Diagrama de Transição Autoparadigmática

EaD – Educação a distância

EFT – Técnicas para Liberdade Emocional (*Emotional Freedom Techniques*)

EMDR – Dessensibilização e reprocessamento por movimentos oculares (*Eye Movement Desensitization and Reprocessing*)

EP – Estilo de Pensamento

EQM – Experiência de Quase-Morte

EV – Estado vibracional

FEMA – *Find-Embrace-Move-Again* (encontrar-acolher-movimentar-recomeçar)

IC – Instituição conscienciocêntrica

ICGE – Instituto Cognopolitano de Geografia e Estatística

IE – Inteligência evolutiva

Intercongrepics – Congresso Internacional de Práticas Integrativas e Saúde Pública

MBE – Mobilização Básica das Energias

MS – Ministério da Saúde

MTCI – Medicinas Tradicionais, Complementares e Integrativas

OIC – Organização Internacional de Consciencioterapia

OMS – Organização Mundial da Saúde

PD – Princípio da descrença

PICS – Práticas Integrativas e Complementares em Saúde

PNEI – Psiconeuroendocrinoimunologia

PNH – Política Nacional de Humanização

PNL – Programação Neurolinguística

PNPIC – Política Nacional de Práticas Integrativas e Complementares

PTS – Projeto Terapêutico Singular

SUS – Sistema Único de Saúde

TCI – Terapia Comunitária Integrativa

UFSC – Universidade Federal de Santa Catarina

WHO – World Health Organization (Organização Mundial da Saúde)

Glossário

Maiores informações sobre as Práticas Integrativas e Complementares em Saúde (PICS) apresentadas neste livro podem ser acessadas no ***Glossário Temático de PICS***[44], disponível em: https://portalarquivos2.saude.gov.br/images/pdf/2018/marco/12/glossario-tematico.pdf. As PICS indisponíveis no glossário podem ser consultadas nos sites oficiais das associações e instituições que as representam, buscando pelo nome completo das práticas na internet.

Os termos conscienciológicos utilizados neste livro são conceituados a seguir, a partir das definições propostas pelo autor Waldo Vieira nas obras ***Projeciologia***[67] e ***Enciclopédia da Conscienciologia***[205]:

Amparador: Consciex auxiliadora de uma consciência intrafísica (conscin) ou de várias consciências extrafísicas; benfeitor extrafísico. Expressões equivalentes, arcaicas, desgastadas e envilecidas pelo emprego continuado: *anjo da guarda; anjo guardião; anjo de luz; guia; mentor*[67:1096].

Assim *(as + sim)***:** Assimilação simpática de energias conscienciais, pela vontade, não raro com a decodificação de um conjunto de pensenes de outra(s) consciência(s)[67:1096].

Autoconscientização multidimensional (AM): Condição da lucidez madura da conscin quanto à vida consciencial no estado evoluído de multidimensionalidade, alcançado através da projetabilidade lúcida[67:1097].

Automimese existencial: Imitação ou repetição, por parte da conscin, das próprias vivências ou experiências passadas, sejam do renascimento intrafísico atual ou de existências anteriores[67:1097].

Autopensene *(auto + pen + sen + ene)*: "O pensene da própria consciência"[67:1097].

Autorrevezamento consciencial: Condição avançada em que a consciência evolui entrosando uma existência intrafísica com outra, consecutivamente *(proéxis vinculadas)*, ao modo dos elos de uma cadeia, dentro do seu ciclo multiexistencial[67:1097].

Con: "Unidade hipotética de medida do nível de lucidez da conscin ou da consciex"[67:1097].

Confor *(con + for)*: Interação do conteúdo (ideia, essência) com a forma (apresentação, linguagem) nos processos da comunicação interconsciencial[67:1098].

Consciência serenona: Consciência quando na vivência integral da condição do serenismo lúcido da Serenologia, o modelo evolutivo para a Humanidade, chamada tecnicamente de *Homo sapiens serenissimus* e popularmente de *Serenão ou Serenona*[67:1103;206].

Consciência: O ser, *self*, ego ou princípio inteligente, percebido de modo integral, holossomático, multidimensional, multimilenar, multiexistencial[65;67:1099].

Conscienciocentrismo: "Filosofia social que centraliza os seus objetivos na consciência em si, e em sua evolução"[67:1099].

Conscienciograma: Planilha técnica das medidas avaliativas do nível de evolução da consciência; megateste consciencial que tem por modelo o *Homo sapiens serenissimus*. Instrumento básico empregado nos testes conscienciométricos[67:1098].

Conscienciologia: Ciência que estuda a consciência de modo integral, holossomático, multidimensional, multimilenar e multiexistencial[67:1099].

Conscienciólogo(a): Conscin empenhada no estudo permanente e na experimentação objetiva, dentro do campo de pesquisas da conscienciologia, na qualidade de agente de renovações evolutivas, no trabalho libertário das consciências em geral[67:1099].

Conscienciometria: Especialidade que estuda as medidas conscienciológicas, ou da consciência, através dos recursos e métodos oferecidos pela conscienciologia, capazes de assentar as bases possíveis da *matematização da consciência*. Instrumento principal: conscienciograma[67:1099].

Consciencioterapia: Especialidade que estuda o tratamento, alívio ou remissão de distúrbios da consciência, executados através dos recursos e técnicas derivados da conscienciologia[67:1099].

Consciex *(consci + ex)***:** Consciência *extra*física; o *para*cidadão ou *para*cidadã da sociedade extrafísica. Sinônimo envilecido pelo uso: *desencarnado*[67:1099].

Conscin *(consci + in)***:** Consciência *intra*física; a personalidade humana; o cidadão ou cidadã da sociedade intrafísica. Sinônimo envilecido pelo uso: *encarnado*[67:1099].

Cosmoética *(cosmo + ética)***:** Ética ou reflexão sobre a moral cósmica, multidimensional, que define a holomaturidade, situada além da moral social, intrafísica, ou que se apresenta sob qualquer rótulo humano[67:1099].

Cosmoeticologia: Especialidade que estuda a Cosmoética[67:40].

Curso intermissivo: Conjunto de disciplinas e experiências teáticas administradas à consciência extrafísica, depois de determinado nível evolutivo, durante o período da intermissão consciencial, dentro do seu ciclo de existências pessoais, objetivando o completismo consciencial (compléxis) da próxima proéxis[67:1099].

Desassim *(desas + sim)***:** Desassimilação simpática de energias conscienciais exercida pela impulsão da vontade, normalmente através da instalação do estado vibracional (EV)[67:1100].

Dessoma *(des + soma)***:** "Desativação somática, próxima e inevitável para todas as conscins; projeção final; *primeira morte*; morte biológica"[67:1100].

Energia consciencial (EC): A energia empregada pela consciência em suas manifestações em geral; o *ene* do pensene[67:1100].

Energossoma *(energo + soma)*: Paracorpo energético da consciência humana, também conhecido como holochacra[67:1102].

Estado vibracional (EV): Condição técnica de dinamização máxima das energias do energossoma, através da impulsão da vontade[67:1101].

Grupocarma *(grupo + carma)*: "Princípio de causa e efeito, atuante na evolução da consciência, quando centrado no grupo evolutivo. Estado do livre-arbítrio individual, quando ligado ao grupo evolutivo"[67:1101].

Holobiografia *(holo + biografia)*: O conjunto das experiências evolutivas da consciência no transcurso dos milênios de vida em vida humana até hoje[207].

Holomemória *(holo + memória)*: Memória composta, multimilenar, multiexistencial, implacável, ininterrupta, pessoal, que retém todos os fatos relativos à consciência; memória integral[67:1102].

Holopensene *(holo + pen + sen + ene)*: Atmosfera pensênica ou ambiente intrafísico fixador do conjunto de pensenes agregados ou consolidados, seja da conscin apenas ou de todo o grupo evolutivo. Sinônimo envilecido pelo uso: *egrégora*[67:1102;208].

Holossoma *(holo + soma)*: Conjunto dos veículos de manifestação da conscin: soma, energossoma, psicossoma e mentalsoma; e da consciex: psicossoma e mentalsoma[67:1103].

Holossomática: Especialidade que estuda o holossoma, o conjunto dos veículos de manifestações, suas funções e aplicações pela consciência (conscin ou consciex)[67:41].

Homeostase holossomática: "Estado integrado, hígido, de harmonia do holossoma"[67:1103].

Instituição conscienciocêntrica (IC): Aquela que centraliza seus objetivos na consciência em si, e em sua evolução[67:1103].

Inteligência evolutiva (IE): A capacidade de apreender, aprender ou compreender e adaptar-se à vida humana, com bases na aplicação e expansão teática, autoconsciente, do mecanismo da evolução consciencial, pessoal, já assimilado[182].

Intrafisicalidade: "Condição da vida intrafísica, humana, ou da existência da consciência humana"[67:1103].

Iscagem interconsciencial: Condição da conscin atuando ao modo de isca energética perante consciex ou consciexes enfermas[209].

Macrossoma *(macro + soma)***:** "Soma fora-de-série ou *supermaceteado* para a execução de uma proéxis específica"[67:1104].

Megaeuforização: O "estado energético provocado pela vontade decidida da consciência, conscin ou consciex, por meio da exaltação máxima das energias conscienciais da energosfera ou do holossoma, levado ao ápice homeostático da harmonização íntima do microuniverso consciencial"[210].

Megapensene *(mega + pen + sen + ene)* **trivocabular:** A síntese máxima de uma ideia, composta de apenas 3 termos[211].

Melin *(mel + in)***:** "Condição da melancolia intrafísica ou *pré-mortem*"[67:1104].

Mentalsoma *(mental + soma)***:** Paracorpo do discernimento da consciência, também conhecido como corpo mental[67:1104].

Ofiex *(ofi + ex)***:** Oficina extrafísica, a instalação física-extrafísica atuante na interassistencialidade diária, avançada, do praticante da tenepes veterano[67:1104;212].

Ortopensene *(orto + pen + sen + ene)***:** O pensene *reto* ou cosmoético, próprio da holomaturidade consciencial; a *unidade de medida* da cosmoética prática, segundo a Conscienciometria[67:1105]. (VIEIRA, 2008, p. 1105)

Para: Prefixo que significa *além de, ao lado de*, como em *paralógica*. Significa, também, *extrafísico*"[67:1105].(VIEIRA, 2008, p. 1105)

Paradigma consciencial: Teoria-líder ou modelo científico da conscienciologia fundamentada na própria consciência[67:1105].(VIEIRA, 2008, p. 1105)

Paragenética: A genética composta e integral, que abarca todas as heranças holossomáticas da consciência, através do psicossoma e do mentalsoma, dos somas das vidas anteriores ao seu atual embrião humano na condição de conscin. É uma especialidade da conscienciologia[67:42].

Parapsicose pós-dessomática: O estado de psicose da consciex que ignora ter passado pela morte física e julga ainda se manifestar na condição de conscin na dimensão humana[67:320].

Parapsiquismo: Condição da consciência intrafísica capaz de vivenciar parapercepções além dos sentidos do corpo físico (soma), incluindo aí as parapercepções energéticas da própria conscin, das projeções conscienciais e das consciexes[213].

Patopensene (*pato + pen + sen + ene*)**:** "O pensene patológico ou da amência consciencial; o *pecadilho mental;* a vontade patológica; a intenção doentia; a *ruminação cerebral*"[67:1106].

Pensene (*pen + sen + ene*)**:** Unidade de manifestação prática da consciência que considera o pensamento ou ideia (concepção), o sentimento ou a emoção e a energia consciencial em conjunto, de modo indissociável[67:1106].

Pensenidade: "Qualidade da consciência pensênica de alguém"[67:1106].

Período intermissivo: O período extrafísico da consciência ocorrido entre duas vidas intrafísicas, inserido no ciclo evolutivo multiexistencial pessoal. Sinônimo: intermissão[214].

Princípio da Descrença (PD): Proposição fundamental e insubstituível da abordagem da conscienciologia às realidades, em geral, do Cosmos, em qualquer dimensão, recusando a consciência pesquisadora e refutadora todo e qualquer conceito de modo apriorista, dogmático, sem demonstração prática ou reflexão demorada, confronto da causação, lógica e a plenitude da racionalização pessoal"[215].

Proéxis (*pro + exis*)**:** Programação existencial específica de cada conscin a ser executada em sua existência intrafísica[67:1106].

Proexologia: Especialidade que estuda a programação existencial (proéxis) das conscins em geral e suas consequências evolutivas[67:43].

Projeção consciente (PC): Projeção da conscin para além do soma, também conhecida por saída lúcida fora do corpo humano, experiência extracorpórea ou projeção astral[67:1107].

Projeciologia: Especialidade da conscienciologia que estuda as projeções da consciência e seus efeitos, inclusive as projeções das energias conscienciais para fora do holossoma[67:1107].

Psicossoma *(psico + soma)*: Paracorpo emocional da consciência, também conhecido por corpo extrafísico, corpo astral ou corpo espiritual[67:1107].

Recin *(reci + in)*: A reciclagem intraconsciencial ou a renovação cerebral da consciência humana (conscin) através da criação de novas sinapses ou conexões interneuronais capazes de permitir a execução e o ajuste da proéxis, a aquisição de novos pensenes, ideias originais e outras conquistas neofílicas da pessoa lúcida motivada[67:1107;216].

Retrocognição: A capacidade de a conscin de se inteirar de fatos, cenas, personagens, formas, objetos, sucessos e vivências relativas a algum tempo passado, distante, notadamente de vida humana prévia ou de período intermissivo[67:1108;217].

Serenologia: Especialidade da conscienciologia que estuda o *Homo sapiens serenissimus* (Serenão ou Serenona), seus traços pessoais, suas características e consequências evolutivas[67:44].

Seriexologia: Especialidade que estuda a serialidade multiexistencial da consciência, composta pelas vidas humanas sucessivas ou em série[218].

Sinalética parapsíquica: A existência, identificação e emprego autoconsciente dos sinais energéticos, anímicos, parapsíquicos e personalíssimos, que toda conscin possui[67:1108].

Soma: O corpo físico da conscin, também conhecido como corpo humano[67:1108].

Tacon *(ta + con)*: "Tarefa da consolação, assistencial, pessoal ou grupal, primária"[67:1109].

Tares *(tar + es)*: "Tarefa do esclarecimento, assistencial, pessoal ou grupal, avançada"[67:1109].

Teática *(te + ática)*: "Vivência conjunta da teoria e da prática por parte da conscin ou da consciex"[67:1109].

Tenepes *(t + ene + pes)*: "Tarefa energética pessoal, diária, multidimensional, com assistência permanente de amparadores, a longo prazo ou para o restante da vida intrafísica"[67:1109].

Trafal *(tra + fal)*: Traço-faltante da personalidade da consciência; componente ausente da estrutura íntima a ser conquistado pela consciência, a fim de alcançar novo patamar evolutivo[219].

Trafar *(tra + far)*: Traço-fardo da personalidade da consciência; componente negativo da estrutura íntima que a consciência ainda não consegue alijar de si ou desvencilhar-se até o momento[67:1109].

Trafor *(tra + for)*: Traço-força da personalidade da consciência; componente positivo da estrutura íntima que impulsiona a evolução da consciência[67:1109].

Veículo da consciência: "Instrumento ou corpo pelo qual a consciência se manifesta na intrafisicalidade (conscin) e nas dimensões extrafísicas (conscin projetada e consciex)"[67:1109].

Verpon *(ver + r + pon)*: A verdade relativa de ponta é o pensene, o construto, a ideia, a realidade (fato) ou a pararrealidade (parafato), avançada, que existe iniludivelmente para a própria consciência (autoconvicção), segundo o princípio da descrença, obtida por intermédio das pesquisas pessoais[220].

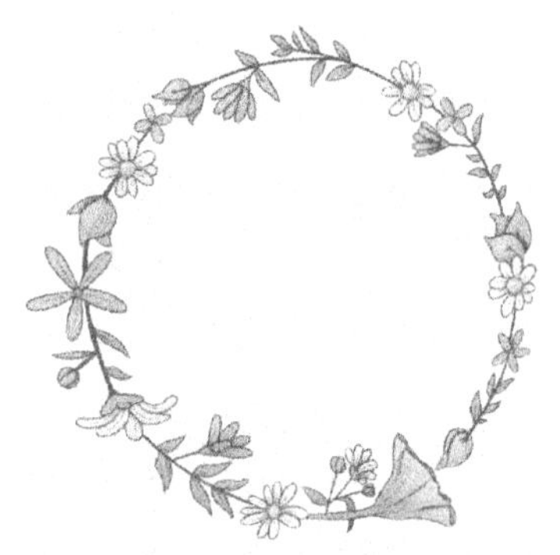

Índice Remissivo

R

Racionalidade(s)
  comunicativa 86
  médica(s) 38, 144
Razão 85
Realidade multidimensional 114
Reciclagem intraconsciencial 116
Referencial pessoal de saúde 175
Reflexoterapia 47
Reiki 47
Relações intercessoras 132
Restringimento da lucidez 230
Rigor metodológico 110
Rotinas saudáveis 180

S

Sabedoria prática 149, 155
Saber 97
Saneamento empírico 30
Saúde 30, 93
  bioenergética 70
  consciencial 61, 70, 72, 73, 74, 75, 76,
      79, 80, 82, 135, 178
  emocional 70
  física 70
  integrativa 37
  mental 70
  parapsíquica 71
  questões sobre 181
Serenidade 180
Sexualidade ativa 180
Shantala 48
Síndrome
  de *burnout* 162
  de Swedenborg 116
  do estrangeiro 224
Singularidade 32
Sistemas médicos 40
Sistema Único de Saúde (SUS) 32
Slow medicine 53
Spiral taping 53

Subjetividade 35, 85, 112
Sugestões para o sucesso no tratamento
    150

T

Tacon 138
Tares 138
Técnica
  da circularidade 202
  da tábula rasa consciencial 117
Tecnologia(s) 147
  em saúde 128, 131, 143
Tenepes 180
Terapêutica 39
Terapia(s)
  biológicas 40
  comunitária integrativa 48
  de florais 50
  manuais 41
  mente-corpo 41
Termalismo 42
Trabalho
  em equipe 102, 132, 133
  em saúde 129, 131
  vivo em ato 129
Traços homeostáticos e nosográficos
    228
Tratamento
  com acupuntura 159
  da dor 158
  da dor neuropática 157
  da dor no paradigma biomédico 157
  das dores nociceptiva e mista 157

U

Universalidade 34

V

Vínculo 34
Visão sistêmica da saúde 29

As Autoras

Nascidas em Florianópolis, Santa Catarina, as autoras são irmãs e cultivam o interesse pelas múltiplas abordagens de cuidado e saúde.

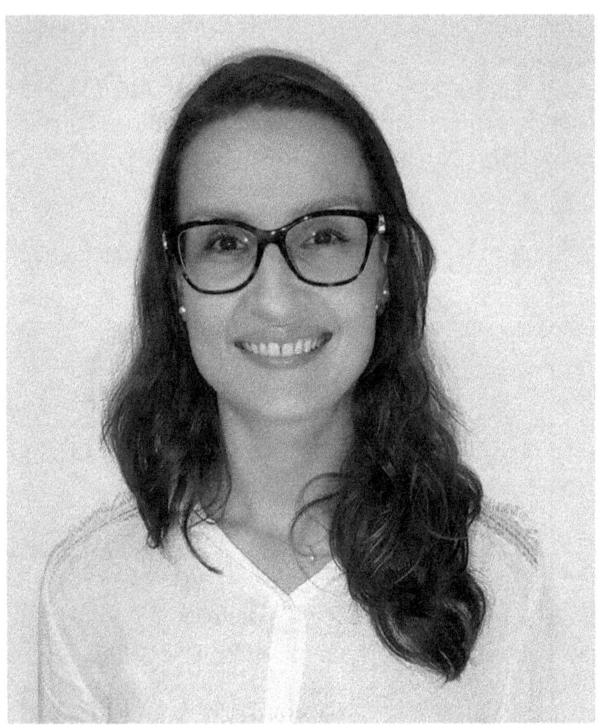

Fernanda Cabral Schveitzer nasceu em 20 de setembro de 1981 e atualmente reside em Foz do Iguaçu-PR. É médica, especialista em Medicina do Trabalho pela Associação Médica Brasileira/ Associação Nacional de Medicina do Trabalho (AMB/ANAMT) e graduada em Medicina (UFSC). Gerente da Divisão de Medicina do Trabalho da Itaipu Binacional desde 2009. Voluntária da Conscienciologia desde 1999.

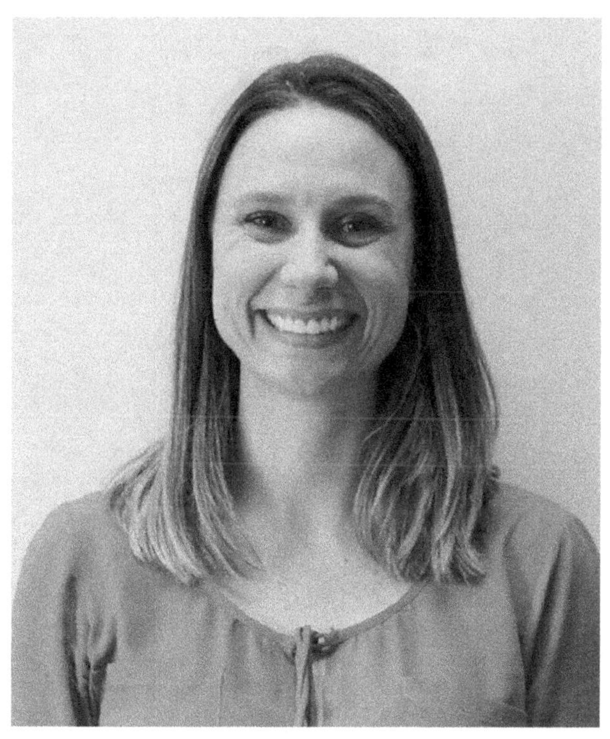

Mariana Cabral Schveitzer nasceu em 04 de julho de 1984 e atualmente reside na cidade de São Paulo-SP. É enfermeira e professora, pós-doutora (EEUSP), doutora em Ciências em regime de dupla titulação (USP-UCP), mestre em Enfermagem (UFSC), especialista em Acupuntura (CIEPH-Shandong University), especialista em Saúde Pública (UFSC) e graduada em Enfermagem (UFSC). Professora adjunta do Departamento de Medicina Preventiva da Escola Paulista de Medicina da UNIFESP. Voluntária da Conscienciologia desde 2013.

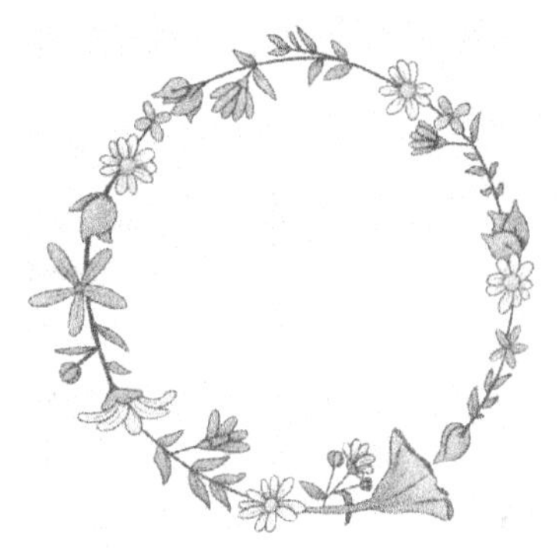